Dr. Ulla Schultens-Kaltheuner

Ich bin schwerhörig –
und das ist auch gut so!

Dr. Ulla Schultens-Kaltheuner

Ich bin schwerhörig – und das ist auch gut so!

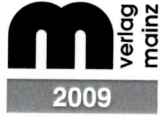

m verlag mainz

2009

Impressum:

© **2009 bei der Autorin**

Vertrieb

Druck- & Verlagshaus MAINZ GmbH
Süsterfeldstraße 83
D-52072 Aachen

Internet: *http://www.verlag-mainz.de*

Lektorin: *Ilka Wonschik*
Grafiken, Titelbild: *Loewenrot, Kerstin Schrader*
Foto der Autorin (Rückseite Umschlag): *Karin Engels*
Foto Hörgeräte: *Bernd Brünner*

Druck

Druck- & Verlagshaus MAINZ GmbH
Süsterfeldstraße 83
D-52072 Aachen

ISBN 10   3-8107-0049-5
ISBN 13   978-3-8107-0049-0

Inhalt

Eine kurze Parabel 9

Vorwort 11

Einleitung 13

Zahlen 17

Ich höre – also bin ich. Über die Selbstverständlichkeit des gesunden Hörvermögens 19

Das gesunde menschliche Ohr 24

Amüsantes rund um unsere Ohren 30

Zitate rund um die Ohren 32

Das gute Hörvermögen schleicht sich davon 34

Was unterscheidet das Ohr von unserem
zweiten so wesentlichem Sinnesorgan,
dem Auge? 41

Ich bin nicht schwerhörig! 43

Der Hörtest 54

Der menschliche Hörbereich 60

Hilfe! 67

Aus Beethovens Heiligenstädter Testament 71

Schwerhörigkeit aus medizinischer Sicht 74

Ohrgeräusche und Schwerhörigkeit 78

O. k., aber nur weil es sein muss! 80

Der häufige Umgang mit der Krankheit
Schwerhörigkeit in unserer heutigen Zeit 82

Wann sollte man sich für Hörgeräte
entscheiden? 84

Das erste Hörgerät 86

Verschiedene Hörgerätemodelle 95

Wie moderne Hörgeräte arbeiten 98

Kosten 100

Der Ablauf bei der Versorgung
mit Hörgeräten 102

Grenzgängerin: Das Leben
mit Hörgeräten 104

Technische Zusatzgeräte 118

Rehabilitation erwachsener Menschen
mit Hörschädigung 119

In einem Boot: Das Leben mit
den nächsten Angehörigen   121

Ich bin schwerhörig –
und das ist auch gut so!   126

Nachwort von Dr. Roland Zeh   129

Weiterführende Literatur zum
Thema Schwerhörigkeit   135

Rehabilitationskliniken in Deutschland
mit Fachabteilungen für Hörstörungen,
Tinnitus und Schwindel   137

Wo man sich weiter informieren kann   139

Danke   140

Eine kurze Parabel,

die ich vor Jahren einmal gelesen habe und
über die ich immer wieder nachdenke, lau-
tet:

Ein Mann wird grundlos verhaftet. Mit
verbundenen Augen zerrt man ihn in einen dunklen Raum. Er wird zum einzigen
Fenster des Raumes geführt, man entfernt
ihm die Augenbinde und lässt ihn alleine
zurück.

Durch das winzige Fenster kann der Mann
ein kleines Stück Himmel sehen.

Stundenlang steht der Mann an diesem
Fenster, und seine Augen klammern sich
an das kleine Stück blauen Himmel. Dies
scheint ihm der einzig verbliebene Kontakt
zur Welt zu sein. Die Welt, die er glaubt, für
immer verloren zu haben. Seine Welt, die
Stunde um Stunde dunkler wird. In all den
Stunden, die er am Fenster stehend ausharrt,
kommt ihm nicht einmal der Gedanke, sich
umzudrehen und den Blick durch die Dun-

kelheit streifen zu lassen, um zu entdecken:
– die Tür auf der anderen Seite des Raumes
steht offen.

Vorwort

Für wen wurde dieses Buch geschrieben?

Natürlich für jeden, der sich mit dem Thema Schwerhörigkeit näher beschäftigen möchte, insbesondere aber für Betroffene, die ahnen oder auch wissen, dass ihr Hörvermögen unzureichend geworden ist, und für deren Freunde und Angehörigen, die diesen Prozess der Auseinandersetzung mit einer Erkrankung begleiten und verstehen möchten.

Warum wurde dieses Buch geschrieben?

· Weil es die Autorin nicht loslässt, wie viele schwerhörige Menschen ihre Erkrankung verleugnen.
· Weil es sie berührt, wie viele schwerhörige Menschen sich mit einer unbefriedigenden Lebenssituation arrangieren.
· Weil sie überzeugt ist, dass für die meisten

schwerhörigen Menschen ein deutlich höherer Grad an Lebensqualität möglich ist, sofern es ihnen gelingt, sich ihrer Erkrankung zu stellen.

Was finden Sie in diesem Buch?

Sie finden eine exemplarische Icherzählung, in der der lange Weg vom Leben mit weitestgehend gut hörenden Ohren bis zum Leben als Schwerhörige mit Hörgeräten hinter beiden Ohren beschrieben wird - die Gefühlswelt eines Menschen, der immer schlechter hört. Welche Fragen stellt er sich, mit welchen Ängsten kämpft er, mit welchen destruktiven und konstruktiven Strategien versucht er zu überleben?

Ergänzt wird die biografische Darstellung durch medizinische und allgemeine Hintergrundinformationen rund um die Themen Ohren, Schwerhörigkeit und Hörgeräte.

Die Autorin hofft, dass Ihnen nach der Lektüre dieses Buches der Umgang mit der Krankheit Schwerhörigkeit leichter fällt.

Die Autorin hofft, dass Sie negative Bilder, die Sie sich bewusst oder unbewusst von dieser Krankheit gemacht haben, korrigieren wollen.

Einleitung

Ich bin schwerhörig – und das ist auch gut so??

Outet man sich so? Soll man sich überhaupt outen? Ist es ehrlich, dies als gut zu bezeichnen?

Nach meinem dreißigsten Lebensjahr hat mich eine zunehmende Innenohrschwerhörigkeit ungefragt und ohne Einladung aus der Welt der Hörenden gestupst.

Ich betrachte mich im Spiegel und träume – träume, Hörgeräte seien chic.

Ich erträume mir, was andere über mich denken könnten:

„Die Frau, die da im Café sitzt, tief ins Gespräch versunken, ja, die mit den schönen Hörgeräten. Sie ist bestimmt eine besonders konzentrierte Zuhörerin, vielleicht eine, die ihre Ohren überanstrengt hat, weil sie so intensiv (zu-)hört. Eine Frau, der die Kommunikation wichtig ist, die die Sprache schätzt und den zwischenmenschlichen Austausch. Eine Frau, die wirklich hinhört. Eine kluge Frau!"

Ich träume von einer Welt, in der ich stolz meine Hörgeräte ausführe.

Im Ohr, hinter dem Ohr, hautfarben oder auch knallbunt.

Ich trage meine Hörgeräte wie andere ihre Brille: cool, mit starkem Design, für alle sichtbar.

Ein Traum?!

In Wahrheit ist es mir peinlich, schwerhörig zu sein - zwar immer weniger, aber immer noch.

Warum sind die Bilder in meinem Kopf so quälend und lähmend?

Warum sind sie so anders als in meinem Traum?

Sucht man nach der Herkunft des Wortes „taub", so findet man im Duden folgende Erklärung:

Mittelhochdeutsch toup: „nicht hörend, nichts empfindend, nichts denkend, unsinnig, abgestorben, dürr".

Althochdeutsch toub: „gehörlos, unempfindlich, ungereimt, stumpf(-sinnig), dumm".

In alten Sprachgebräuchen hatte das Wort „taub" zunächst die Bedeutung „empfindungslos, stumpf(-sinnig)" und wurde schon

14

früh im Sinne von „gehörlos, schwerhörig" verwendet. Aus der mittelhochdeutschen Bedeutung „abgestorben, dürr" entwickelte sich die Bedeutung „gehaltlos" – man beachte z. B. auch die Begriffe taube Nuss, Taubnessel. Die niederdeutsche Entsprechung von „taub" ist „doof".

Die taube Nuss ist immer auch dumm?!

Welche Macht hat Sprache, welche Macht haben Vorurteile?

Ich spüre, wie Letztere meine Erwartungen und Gefühle beeinflussen. Vorurteile beschreiben eine scheinbare Realität und spiegeln das Bild einer vermeintlichen Wahrheit, der Wahrheit!(?), wider.

Der Mensch, der nicht mehr richtig hört, ist wohl auch sonst nicht mehr ganz klar im Kopf?!

Mit diesen Wortbildern vor meinem geistigen Auge, diesen „gesunden" Vorurteilen, soll ich auch noch Hörgeräte sichtbar am Kopf tragen, damit jeder über meinen geistigen Horizont informiert ist?

Bitte nicht!!

Trotzdem - ich trage meine Hörgeräte.

Beide!

Immer!

Sie sind meine Chance, wie selbstverständlich am Leben teilzunehmen!

Nur zum Schlafen ziehe ich meine Hörgeräte aus.

Durch das Glück der späten Geburt, durch das Glück, dass die Hörgeräteentwicklung in den letzten Jahrzehnten einen Quantensprung vollzogen hat, führe ich ein Leben mit unendlich viel verbaler Kommunikation.

Mithilfe meiner Hörgeräte kann ich zuhören und mitreden.

Ich höre nicht immer alles, aber ich höre mehr, als Beethoven sich je hätte träumen lassen.

Meine Hörgeräte symbolisieren, dass ich am Leben teilnehmen möchte, dass ich mit meinen Mitmenschen reden will.

Dumme Vorurteile können sich wandeln.

Das Leben ist schön, wunderschön, auch mit der Schwerhörigkeit, manchmal denke ich: trotz der Schwerhörigkeit, und manchmal denke ich: gerade wegen der Schwerhörigkeit.

Zahlen

Die negativen Bilder im Zusammenhang mit Schwerhörigkeit und Hörgeräten sind bis dato fest in unserer Gesellschaft verankert.

Warum „hört" man von den vielen Millionen schwerhörigen Menschen in Deutschland so wenig? Laut einer Studie des Deutschen Grünen Kreuzes soll es sich um 14 bis 16 Millionen Menschen handeln! Es gibt Untersuchungen, wonach mindestens 1/3 aller über 60-Jährigen von einer Hörschädigung betroffen sind - eine Zahl, die mit dem Altern weiter zunimmt.

Schwerhörigkeit ist jedoch nicht nur eine Erkrankung des Alters. Auch viele jüngere Menschen sind bereits betroffen. Durch den Einfluss von wachsendem Umgebungslärm, Hörgewohnheiten, lauter Musik und vielem mehr geht man davon aus, dass die Zahl der Hörgeschädigten weiter ansteigen wird und Menschen in immer jüngerem Lebensalter an Schwerhörigkeit erkranken werden.

Trotz alledem: Die Schwerhörigkeit, ihre Problematik im Alltag und die Versorgung mit Hörgeräten führen ein Schattendasein – offensichtlich zu gering beachtet von Wissenschaft und Forschung und auch von vielen Ärzten.

Das Ohr ist der Weg zum Herzen!?

(Madeleine de Scudery, 1607-1701)

Ich höre - also bin ich? Über die Selbstverständlichkeit des gesunden Hörvermögens

Schon vor meiner Geburt höre ich, schon vor meiner Geburt bin ich in der Lage, Stimmen und Geräusche wahrzunehmen.

Meine Familie redet mit mir lange, bevor ich sie verstehen kann.

Von Anfang an umgibt mich eine Welt voller akustischer Signale.

Von Anfang an prägt mich der Zugang zur Welt über meine Ohren.

Im Laufe der ersten Jahre lerne ich, aus der Fülle der Töne, die in meine Ohren dringen, meine Muttersprache zu erkennen.

Ich lerne, einzelne Worte zu isolieren, ich lerne ihren Sinn.

Ich lerne, selber zu sprechen und verstanden zu werden.

Ich lerne, das Sprachmuster zuverlässig wiederzuerkennen, auch wenn mit hoher oder tiefer Stimme gesprochen wird, wenn ein Dialekt gesprochen wird, die Worte gebrüllt oder geflüstert werden.

Ich lerne, Worte zu verstehen, deren Bedeutung die Augen nicht sehen können.

Ich lerne, Musik von Sprache zu unterscheiden.

Ich lerne, wichtige Geräusche, auch wenn sie leise sind, ernst zu nehmen, sie sozusagen in meinem Kopf zu verstärken, und ich lerne, unwichtige Geräusche zu überhören.

Ein unglaublicher, ungeheuer komplexer Vorgang des Hörenlernens und Verstehenlernens durchzieht meine Kindheit. Ein Vorgang, der mir in meinem individuellen Alltag völlig unspektakulär erscheint.

Sowohl für mich als Hörende als auch für meine hörende Umgebung ist alles so selbstverständlich, so „natürlich".

Ich höre!

Ich folge dem Unterricht in einer lauten Schulklasse. Ich tausche leise flüsternd Geheimnisse mit der besten Freundin aus. Ich telefoniere, bis die Ohren glühen.

Hören ist doch kinderleicht!

Zuhören, Weghören, Anhören, Mithören ... - für mich kein Problem.

Alles was das Leben mit Worten, Tönen und Geräuschen so reich und so spannend macht, scheint mir unbegrenzt zur Verfügung zu stehen.

Kindergeburtstage, Familienfeste, später auch Partys, Theateraufführungen, Kino, Konzerte, Vorträge und Versammlungen - alles kein Problem. Ich höre, was ich hören will, und was ich nicht höre, das kann **man** auch nicht hören.

Da rufe ich doch gleich mal in den Saal: „Lauter, bitte, hier hinten versteht **man** nichts."

Selbstverständlich sitze ich mit meinen beiden gesunden Ohren hinten!

Ich kann die Grillen zirpen hören in einer lauen Sommernacht, während ich dem Rauschen eines Zuges in der Ferne lausche und leise Klaviermusik durch ein offenes Fenster in meine Ohren dringt. Wenn ich möchte, so führe ich in dieser Sommernacht ein Gespräch, flüsternd, um die Abendstille nicht zu stören.

Ich kann in einem Buch lesen und unbewusst ein Gespräch am Nebentisch verfolgen. Nur einzelne Worte dringen in mein Bewusstsein, aber sobald es spannend wird, verschiebt sich meine Aufmerksamkeit vom Lesen zum Zuhören.

Es ist selbstverständlich für mich, ein intensives Gespräch zu führen und dennoch wahrzunehmen, wenn es an der Haustür klingelt.

Meine beiden Ohren und mein Gehirn arbeiten perfekt zusammen.

Meine beiden Ohren, eins rechts, eins links, nehmen alles auf, was in ihrer Umgebung zu hören ist.

Sie sind ein wunderbares Sinnesorgan.

Ich kann orten, woher ein Geräusch kommt.

Ich weiß, ob die Musik von rechts oder von links kommt. Ich weiß, aus welcher Richtung das Martinshorn erschallt und freie Durchfahrt fordert. Ich weiß, ob jemand ein Stockwerk höher nach mir ruft oder ob die Stimme aus dem Keller zu mir dringt.

Vertraute Geräusche steigern mein Wohlgefühl. Ein fremdes Geräusch alarmiert mich, bis ich es zuordnen kann. So sind die ersten Nächte in fremder Umgebung meist etwas unruhiger, aber in der Regel schon nach kurzer Zeit überhöre ich den Zug, der in der Nacht in der Ferne zu hören ist, ignoriere ich den Kater, der unter meinem Fenster so sehnsüchtig miaut.

Ich fühle mich bei großen Festen zwischen vielen Menschen geborgen.

Hörend und verstehend steht es mir jederzeit frei, mich einzumischen oder auch nur zu zuhören.

Ich liebe es, lautstark zu diskutieren und blitzschnell Paroli zu bieten.

Hintergrundmusik bei spannenden Fernsehspielen empfinde ich als anregend - ich kann ja herausfiltern, was ich hören will.

Selbstverständlich singe ich bei dem eigens für die Geburtstagsfeier komponierten Lied mit. Ich verstehe den mir bis dato unbekannten Refrain und bereichere den Laienchor enthusiastisch mit meiner Stimme.

Ich gehöre zur Welt der Hörenden!

Ich gehe zur Schule, ich mache Abitur, ich studiere und bediene mich völlig selbstverständlich meines Hörvermögens.

Heute ist es mir unvorstellbar, wie selbstverständlich ich all dies empfunden habe.

In dieser meiner damaligen Welt ist Schwerhörigkeit ein Begriff, der nur mit wenigen oberflächlichen Inhalten gefüllt ist. Werde ich mit Schwerhörigkeit konfrontiert, so lasse ich mich nicht darauf ein und beschränke meine Wahrnehmung auf ältere Menschen, deren Hörgeräte scheinbar häufig pfeifen und die auch mit Hörgerät nur wenig verstehen.

Das gesunde menschliche Ohr

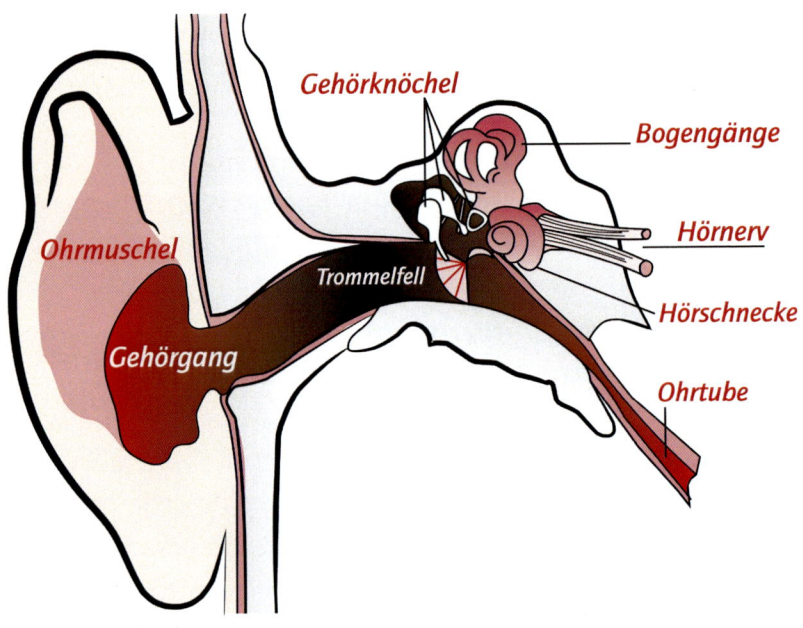

Bild des des gesunden menschlichen Ohres

Was wir von unserem Ohr sehen, ist die Ohrmuschel. Mithilfe einer Lichtquelle und einem kleinen Trichter (dem Otoskop) kann der Arzt den Gehörgang und das Trommelfell betrachten. Das gesamte weitere Wunderwerk unseres Hörsystems ist unsichtbar.

Die Ohrmuschel wirkt als Schalltrichter. Sie bündelt den Schall in den Gehörgang. Von dort wird der Schall weiter zum Trommelfell geleitet. Im Gehörgang wird der Ohrenschmalz gebildet. Dieser wirkt antibakteriell, schützt die Haut des Gehörgangs und ist somit ein normaler Bestandteil des Ohres. Der Ohrenschmalz entsorgt sich selbst, indem er von der Gehörgangshaut von innen nach außen transportiert wird.

Das Trommelfell schließt den Gehörgang nach innen ab. Es besteht aus einer feinen Membran, die an der Innenseite mit dem ersten Gehörknöchel, dem Hammer, verbunden ist.

Den Teil des Ohres, in dem sich die drei Gehörknöchel Hammer, Amboss und Steigbügel befinden, nennt man das Mittelohr.

Dieses ist ein luftgefüllter Raum, der nach vorne unten über einen Kanal, die sogenannte Ohrtube, mit dem Nasen-Rachen-Raum verbunden ist. Über diesen Gang gleicht sich der Luftdruck beim Schlucken der Umgebung an, damit das Trommelfell frei schwingen kann.

Der von der Ohrmuschel eingefangene Schall, die sogenannten Schallwellen, werden vom Trommelfell an die Gehörknöchel weitergeleitet; hierbei werden die Schwingungen verstärkt.

Den Übergang vom Mittelohr zum Innenohr bildet das ovale Fenster. Das Innenohr besteht aus den Bogengängen, unserem Gleichgewichtsorgan, und der sogenannten Hörschnecke und ist ein flüssigkeitsgefüllter Raum.

In der Schnecke, die in etwa die Größe einer Erbse hat, befinden sich die Haarsinneszellen. Diese Sinneszellen haben ihren Namen aufgrund ihrer feinen Härchenstruktur erhalten.

Durch den Druck der Steigbügelplatte auf das ovale Fenster werden die mechanischen Schwingungen in Flüssigkeitsbewegungen des Innenohres übersetzt. Die Flüssigkeitsbewegungen im Innenohr versetzen die Haarsinneszellen in Schwingungen. Dieser Schwingungsvorgang ruft elektrische Impulse hervor, die an den Hörnerv weitergeleitet werden. Jede Frequenz wird an einem anderen Ort in der Hörschnecke wahrgenommen.

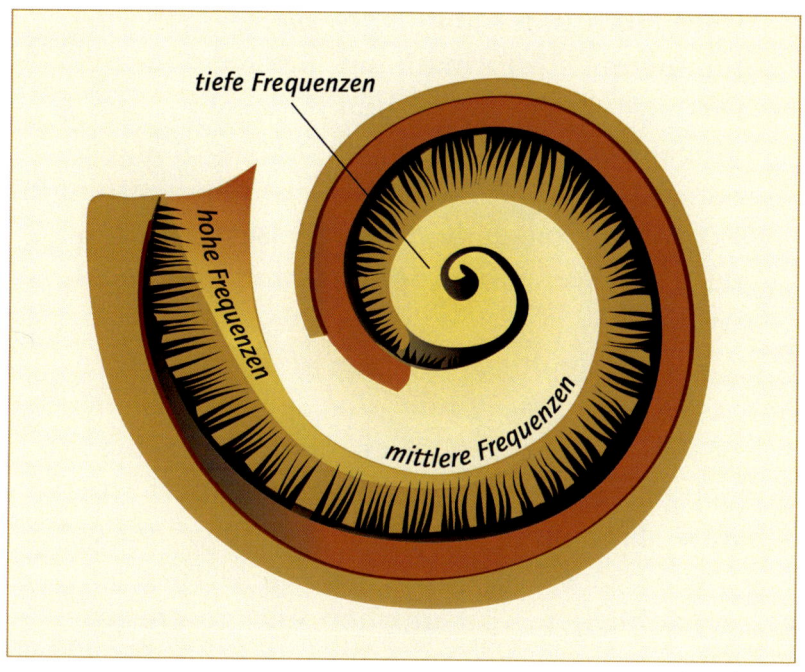

tiefe Frequenzen

hohe Frequenzen

mittlere Frequenzen

Die Hörschnecke

Über verschiedene Schaltstationen läuft die zentrale Hörbahn über Hirnstamm, Mittelhirn und Zwischenhirn bis zur Hirnrinde. Bereits bei der Weiterleitung der elektrischen Impulse zur Hirnrinde findet eine Regulierung statt. So werden durch negative Rückkopplung wesentliche Informationen besser wahrgenommen und weniger wichtige Informationen unterdrückt.

Bereits auf der Ebene des Hirnstamms laufen erstmals Informationen der rechten und linken Hörbahn zusammen, sodass eine erste Möglichkeit des Vergleichs der akustischen Signale gegeben ist. Aus dieser Erkenntnis ergibt sich unser heutiges Wissen, dass für ein gutes Verstehen beide Ohren gebraucht werden!

Die endgültige Analyse der vielfältigen Schallereignisse findet in den Hörfeldern des Großhirns statt. Hier werden die eingehenden Schallreize nach Dauer, Wiederholung, Frequenz und Intensität eingeordnet. Die akustischen Informationen werden mit gedanklichen, sprachlichen und gefühlsmäßigen Inhalten verknüpft.

Dies alles führt zu den wunderbaren Leistungen, zu denen uns unsere Ohren befähigen.

Wir können Lautstärke von Tonhöhe unterscheiden. Wir nehmen zeitliche Unterschiede der Hörsignale wahr, wir können orten, woher ein Geräusch kommt, und Sprache von Musik unterscheiden. Bei der Sprachwahrnehmung sind wir in der Lage, ein b von einem d zu unterscheiden. Wir können bedeutungsvolle Informationen von Umgebungsgeräuschen unterscheiden. Wir setzen aus Einzellauten und Silben Wörter

zusammen und können unvollständige Informationen, Wort- und Satzteile sinnvoll
ergänzen.

Amüsantes rund um unsere Ohren

Seit Menschengedenken regte das Ohr zu Fantasien an.

So vermutete man, dass hinter Menschen mit großen Ohren ein hitziges, aber doch gutes Gemüt steckt.

Menschen mit kleinen Ohren hingegen sollen boshaft sein.

In der Antike wurde das Ohr für den Sitz des Gedächtnisses gehalten, weshalb es bis heute hilfreich sein kann, jemanden an den Ohren zu ziehen, um dessen Erinnerung aufzufrischen.

Es soll aber auch Menschen geben, deren Ohren zum Anbeißen süß sind - und wer lässt sich nicht gerne die Ohren kraulen.

Es gibt unzählige Redensarten über unsere Ohren:
· Noch grün hinter den Ohren sein.
· Tomaten auf den Ohren haben.
· Verliebt sein bis über beide Ohren.

· Jemandem in den Ohren liegen.
· Sich die Nacht um die Ohren schlagen.
· Jemandem Flöhe ins Ohr setzen.
· Die Ohren spitzen.
· Die Ohren steifhalten.
· Jemanden übers Ohr hauen.
· Jemandem das Fell über die Ohren ziehen.
· Es faustdick hinter den Ohren haben.

(Stimmt, da sitzen jetzt meine Hörgeräte! Sie sind aber nur ungefähr so groß wie Mäusefäustchen.)

Zitate rund um die Ohren

„Durch das Hören des Ohres wird das Innere des Menschen erschüttert."

(Hildegard von Bingen, 1098 – 1179, Hörbeben)

„Sprich, damit ich dich sehe."
(Sokrates, 469 v. Chr. – 399 v. Chr.)

„Der Schwerhörige ist in der Gesellschaft einsam."

(Immanuel Kant, 1724 – 1804)

„Es krabbelt wohl mir um die Ohren,
allein zu Herzen dringt es nicht."

(Johann Wolfgang von Goethe, 1749 – 1832, Faust)

„Das Auge ist ein Herr, das Ohr ein Knecht, jenes schaut um, wohin es will, dieses nimmt auf, was ihm zugeführt wird."

(Jacob Grimm, 1785 – 1863, Herr und Knecht)

„Wo das Gespräch verstummt, hört das Menschsein auf."

(Bertolt Brecht, 1898 – 1956)

„Dein Ohr leih' jedem, wenigen deine Stimme, nimm' Rat von allen, aber spar' dein Urteil!"

(William Shakespeare, 1564 – 1616, Hamlet)

„Es stimmt nicht, dass man schreien muss, um verstanden zu werden. Wenn man gehört werden will, dann flüstert man."

(Theodor Reik, 1888 – 1969, Hören mit dem dritten Ohr)

Das gute Hörvermögen schleicht sich davon

Schon in der Pubertät kann ich die eine oder andere Frequenz nicht hören, aber solange die menschliche Sprachfrequenz nicht erlebbar betroffen ist, wird es mir nicht bewusst.

Meine Ohren sind gesund, davon gehe ich aus, dies scheint mir selbstverständlich zu sein.

Missverständnisse beim Flüstern von Ohr zu Ohr - sie kommen vor, doch ich führe sie nicht auf ein Nicht-Hören und damit Nicht-Verstehen meinerseits zurück. Meine schlechten Noten im Diktat - dafür werden viele Gründe vorgeschoben. Niemand kommt auf die Idee, es könnte daran liegen, dass ich einzelne Buchstaben vielleicht nicht klar und deutlich in ihrem Klang unterscheiden kann.

Als junges Mädchen fällt es mir unendlich schwer, meine Gitarre zu stimmen. Ich kann einfach nicht hören, wann die beiden Saiten denn nun übereinstimmen. Zum Glück findet sich immer jemand, der meine Gitarre stimmt, und ich kann die Akkorde dann spielen und begleiten. Die Musik macht viel Spaß, das Singen zusammen mit vielen Freunden ist unbegrenzte Lebensfreude.

Andere hören ein Musikstück und wissen, welche Akkorde dazu passen, mir dagegen muss man es sagen. Dennoch - ich und auch niemand sonst ziehen irgendwelche Schlüsse daraus.

Nicht jeder ist musikalisch, nicht jeder hat das absolute Gehör. Das heißt aber doch noch lange nicht, dass man schwerhörig ist!!

Hören können ist doch selbstverständlich.

Bis auf diese kleinen akustischen Irritationen, die ich erst heute in einem anderen Licht sehe, kann ich mich auf meine Ohren verlassen. Große volle Hörsäle, laute Hintergrundgeräusche, ich komme prima zurecht.

Bedeutung für mein Leben bekommt die Schwerhörigkeit erst ab meinem dreißigsten Lebensjahr. Erst als die Sprachfrequenzen deutlicher betroffen sind, irritiert es mich.

Als Mutter von zwei kleinen Kindern, als fertig ausgebildete Ärztin, wird die Welt um mich herum ganz allmählich stiller, ohne dass ich es eindeutig merke.

Ich verliere mein Hörvermögen, nicht von jetzt auf gleich, vielmehr schleicht es sich auf leisen Sohlen davon. Mal verschlechtert sich das rechte Ohr, dann das linke. Zwischendurch gibt es auch Phasen teilweiser Erholung.

Es ist alles sehr verwirrend. Mal komme ich gut oder auch nur vermeintlich gut zurecht, dann wieder verstehe ich nur Bahnhof.

Meine Kinder haben eine kleine Spielglокke. An manchen Tagen kann ich die Glokke hören, an anderen wiederum nicht. Die meisten Gespräche in meiner Umgebung bereiten mir eigentlich weiterhin kein Problem. Ich höre und verstehe meinen Mann, höre und verstehe die Kinder - und doch ist da irgendetwas nicht in Ordnung.

Es sind so kleine Momente, in denen mich jemand von schräg hinten anspricht, ich nachfragen muss und den leisen Verdacht hege, dass jemand anders das Gesagte sofort verstanden hätte.

Es sind die kurzen, scheinbar zusammenhanglos hingeworfenen Worte, zum Beispiel diejenigen der Frau an der Kasse des Supermarktes, wo ich mich plötzlich so hilflos fühle.

Ich muss immer öfter nachhaken und frage mich, was da mit mir geschieht und worauf es hinausläuft. Spielt sich ein akzeptabler Level des Nicht-Verstehens ein, oder wird es immer schlechter, oder erholt es sich gar wieder? Könnte man es stoppen, oder bin ich meinen Ohren und ihren „Launen" hoffnungslos ausgeliefert?

Ich höre nicht, was ich nicht höre, und höre doch gleichzeitig so viel.

Missverständnisse beginnen den Alltag zu pflastern.

Mein Mann ruft in Richtung Hausflur: „Ich komme gleich!"

Ich, neben ihm stehend, frage: „Mit wem redest du?"

Er: „Wie, mit wem rede ich, das weiß ich doch nicht, wer da an der Haustür klingelt."

Die Klingel hatte ich nicht gehört, nur den Satz, zu dem es mir doch logisch schien, dass es auch einen bekannten Adressaten geben musste.

Die Frau neben mir in der vollen, lauten Straßenbahn will eine Auskunft von mir. In ihrer langen Rede kann ich zwei entscheidende Worte nicht verstehen. Ich frage nach. Sie wiederholt die Rede in voller Länge, die beiden entscheidenden Worte bleiben mir erneut ein Rätsel. Ich hake noch einmal nach, doch noch bevor ich zu Ende geredet habe, wendet meine Sitznachbarin sich an die Frau, die hinter mir sitzt. Mir steigt die Schamesröte ins Gesicht, und ich steige bei der nächsten Haltestelle aus.

Ich bin wütend! Wütend auf mich, die ich zu dumm bin, richtig zu hören. Wütend auf alle anderen, die sich einbilden, sie wären trotz lauter Umgebungsgeräusche zu verstehen. Ich bin wütend auf all die Leisesprecher und Nuschler auf dieser Welt.

Ich bin wütend auf die ganze Welt!

Die Welt, die sich offensichtlich gegen mich verschworen hat. Ich fühle mich hilflos und einsam.

Warum versteht mich denn keiner?

Warum ich?

Gewohnheiten beginnen, sich zu verändern.

Ich fahre nicht mehr gerne mit dem Fahrrad. Die Autos tauchen plötzlich neben mir auf, ohne dass mich Motorenlärm rechtzeitig gewarnt hätte.

Es ist mir nicht bewusst, aber ich stelle das Autoradio immer lauter. Auch der Fernseher hat zum Glück eine Lautstärkeregulierung.

Theaterbesuche werden zum Glücksspiel: Mal erlebe ich einen tollen Abend und höre so gut wie alles - an anderen Abenden bekomme ich kaum etwas mit, störe meine Sitznachbarn und verstehe, im wahrsten Sinne des Wortes, die Welt nicht mehr.

Als hätte ich nicht schon genug Probleme, drängen sich neue Männer in mein Leben.

Die „Männer im Ohr"!

Sie schwören ewige Treue, und ich gaukle mir vor, dass alles wieder klar und deutlich zu hören sein müsste, wenn sie nur still wären.

Diese Ohrgeräusche machen mich verrückt. Es gibt Tage, an denen ich aufwache und mir der Schädel brummt. Am Abend bin ich völlig erledigt, will nur meine Ruhe und finde genau diese nicht. In der Stille der Nacht toben meine „Ohrmänner" sich richtig aus. Ich zwinge mich, an etwas anderes zu denken und nicht dem Geräusch in meinem Ohr nachzuspüren, und es ist genauso wie in dem Spiel „Bitte denken sie die nächsten 5 Minuten nicht an einen roten Elefanten". Wer denkt schon an einen roten Elefanten? Aber gerade das Nicht-daran-denken-Wollen, das Nichtbeachten, lässt den roten Ele-

fanten so wie meine Ohrgeräusche zu ful-
minanten Höhen aufschwingen. Ich denke
jetzt nur noch an das Geräusch. Ich werde
aggressiv, wehleidig, empfindlich, mürrisch,
meine Belastbarkeit nimmt ab.

Mein schwankendes Hörvermögen, meine Ohrgeräusche, dieser scheinbar nicht
eindeutige Zustand, verbunden mit einer
großen Scham, bestimmen meine weitere
Überlebensstrategie: Ein Problem, das man
ignoriert, ist auch nicht da!

Was unterscheidet das Ohr von unserem zweiten so wesentlichem Sinnesorgan, dem Auge?

Wollen wir etwas nicht sehen, so wenden wir unseren Blick ab oder schließen einfach die Augen. Die Welt taucht in ein schwarzes Licht, und die sichtbare Realität ist erst einmal ausgelöscht.

Die Ohren lassen sich nicht so einfach wegdrehen geschweige denn verschließen. Schutzlos sind sie jedem Geräusch ausgeliefert.

Wir hören immer, auch im Schlaf.

Lässt unser Sehvermögen nach, so werden die Dinge unschärfer. Wir sehen, dass wir nicht mehr scharf sehen!

Lässt unser Hörvermögen nach, so werden die Töne leiser und leiser, bis sie ganz verschwinden. Dieser in der Regel schleichende Prozess ist wesentlich schwieriger für den

Betroffenen wahrzunehmen. Kann der andere hören, was man selber nicht mehr hört? Hört er es genauso laut oder lauter? Haben wir das soeben im Zusammenhang mit anderen Worten ausgesprochene Wort erraten oder wirklich gehört?

Was wir nicht mehr hören können, ist in unserem Bewusstsein nicht mehr da, und kein schwarzer Fleck zeigt uns, dass da etwas fehlt.

„Mein Gehör hat an Schärfe verloren. Noch gestern musste ich Phlegmon bitten, mir einen Satz zu wiederholen. Ich schämte mich mehr, als wenn ich ein Verbrechen begangen hätte."

(Marguerite Yourcenar, 1903 – 1987, Ich zähmte die Wölfin)

Ich bin nicht schwerhörig!

Diesen Satz wiederhole ich vor mir selbst wie eine Beschwörungsformel.

Ich nicht!!!

Ich bin Anfang 30, habe zwei kleine Kinder, Freunde, Familie, Beruf, stehe mitten im Leben. Ich habe keine Zeit, mich um Kleinigkeiten zu kümmern.

Ich komme ganz prima zurecht!

Stolz und vermeintlich klug, wie ich bin, begebe ich mich erhobenen Hauptes auf den Irrweg der Verleugnung bzw. Verdrängung und erobere mir die Welt der vielen kleinen Tricks.

Kenne ich das Thema und die am Gespräch beteiligten Personen, so ist es oft nicht schwierig zu raten, was sie zur Diskussion beitragen.

Am besten funktioniert es natürlich, wenn der Partner oder die Freundin Dritten eine Geschichte erzählen, die man gemeinsam erlebt hat.

Ist die Situation fremd, aber von ihrer Struktur her klar, so lässt sich auch wunderbar raten.

Natürlich weiß ich, was die Frau an der Kasse von mir will, weiß ich, was der Schaffner im Zug von mir erwartet, weiß ich, was der Kellner von mir möchte, oder?

Es gibt viele von diesen Situationen, in denen ich mir das Gefühl aneigne, im Grunde kein Problem zu haben.

Ich kann mich doch weiterhin fast ohne erwähnenswerte Schwierigkeiten mit meiner nächsten Umgebung unterhalten. Die haben sich doch alle auf mich eingestellt und ich mich auf sie. Ihre Stimmen sind mir vertraut, und auch die Themen.

Meine engsten Angehörigen haben kein Problem mit mir!

Am besten ist, ich rede und die anderen hören zu!

Not macht erfinderisch, und so wird die Liste meiner Ausreden, warum ich ganz ausnahmsweise etwas nicht richtig verstanden habe, immer länger.

Oh, ich glaube, ich habe mich ein wenig erkältet und die Ohren sind verstopft. Also diese Nacht habe ich aber besonders schlecht geschlafen.

Der nuschelt ..., die flüstert ..., der ist ja für jeden eine Zumutung.

Der hält sich ja ständig die Hand vor den Mund beim Reden ..., der sollte mal zum Zahnarzt, der zum Logopäden ...!

Also bei der Geräuschkulisse, da kann man ja gar nichts verstehen!

Entschuldigung, ich habe einen Moment geträumt, was haben Sie gerade gesagt?

Oh, ich war gerade ganz konzentriert beschäftigt, können Sie das Gesagte noch einmal wiederholen?

Die Liste lässt sich beliebig fortsetzen.

Aber auch die Fülle der unterschiedlichsten akustischen Situationen spielt mir einen Streich und lässt mich die Wahrheit so schwer erkennen. So kann es sein, dass ich in einer lauten Umgebung mit vielen Hintergrundgeräuschen ganz wunderbar zurechtkomme und Stunden später in einem ruhigen Raum mein Gegenüber kaum verstehe. An manchen Tagen gibt mir sowohl laute wie auch leise Musik im Hintergrund kaum eine Chance, meinen Gesprächspartner zu verstehen, dann wiederum scheint ein lauter Hintergrund, bei dem alle brüllen müssen, für mich sogar die Kommunikation zu erleichtern.

Über all diese komplexen Verwirrspiele hätte ich fast meine Lieblingsentschuldigung vergessen:

Meine „Männer im Ohr".

Nie hätte ich gedacht, dass meine Jungs mir eines Tages eine so fantastische Steilvorlage für gute Entschuldigungen liefern würden.

Oh, heute sind meine Ohrgeräusche aber besonders laut, dadurch höre ich heute nicht so gut (wie sonst)!

Diese „Ohrmänner" müssen für alles herhalten: für meine schlechte Laune, für meine Unkonzentriertheit, für meine rasche Erschöpfbarkeit.

Sie sind verantwortlich für manche unangemessenen Reaktionen, für meine Impulsivität, für meine depressiven Phasen, für meine Ungeduld, im Grunde genommen für mein ganzes Elend.

Schließlich ist es unendlich anstrengend, ständig zu raten, zu flunkern, die Ohren zu spitzen, um doch nicht richtig zum Ziel zu kommen. Ich bin unleidlich und quengelig.

Nur dass hier kein Missverständnis aufkommt: **Ich kann eigentlich gut hören!!**

Ich werde zunehmend eigenbrötlerisch und ziehe mich gerne zurück.

Die „Männer im Ohr" leisten mir ungefragt Gesellschaft und lieben die Ruhe, denn dann muss ich ihnen zuhören!

Die Dinge verändern sich, ich verändere mich.

Unausgesprochen beginne ich, meine Angehörigen zu belasten.

Sie müssen immer öfter für mich hören! Sie müssen peinliche Situationen für mich ausbügeln. Auch wenn ich ja nicht schwerhörig bin, nicht wirklich! Manchmal habe ich das Gefühl, dass sie sich wie die Angehörigen von Alkoholikern verhalten. Nach außen wird alles unter den Teppich gekehrt. Hier wird übersetzt, da wird ein Missverständnis zurechtgerückt. Manchmal antworten sie schon statt meiner, weil sie glauben, ich hätte es nicht gehört, da ich einen Moment mit der Antwort gezögert habe. Wir sind in einen Kreislauf von bemitleiden, beschützen, helfen, ebenfalls verleugnen und frustrierter verdeckter Aggression geschlittert.

Es wiederholen sich Sätze wie:

„Das habe ich dir doch gesagt, wie oft muss ich das denn noch wiederholen? Kannst du mir nicht einmal signalisieren, wann du mich verstanden hast? Du selber redest undeutlich und schaust weg, wenn du mit uns redest. Glaubst du, wir können die Flöhe husten hören?"

Ja - ich glaube, dass ihr die Flöhe husten hören könnt!

Ich bin wütend und neidisch!

Alle hören die Flöhe husten, alle, nur ich nicht!

Für mich muss eine Elefantenherde durchs Ohr trampeln.

Ich lese in ihren Augen die bittere Wahrheit und kann sie dennoch vor mir selbst nicht eingestehen.

Ich bin nicht schwerhörig!

Ich werde misstrauisch, wenn sie hinter meinem Rücken reden. Ich strenge mich doch so an, alles zu verstehen, und sie nehmen einfach keine wirkliche Rücksicht. Sie schreien mit mir, statt deutlich zu sprechen. Sie verstehen mich einfach nicht mehr. Ich bin zornig und fühle mich gleichzeitig schuldig.

Ich lebe in einer neuen Welt, die ich mir nicht ausgesucht habe.

Wieso kann ich in einer Diskussion einfach nicht mehr so blitzschnell Paroli bieten? Zwar ist meine Kombinationsgabe auf dem höchstmöglichen Trainingsniveau - wenn aber einfach zu wenig Information ankommt, so kann ich raten, wie ich will, es reicht einfach nicht zum Verstehen. Manchmal komme ich mir vor wie eine Ausländerin in einer Gruppe von Muttersprachlern. Ich kann meine Persönlichkeit in einem Gespräch nicht mehr so zum Ausdruck bringen, wie ich es von mir gewöhnt war, und wäre doch so gerne weiter so schlagfertig wie früher.

Wieso bekomme ich so oft die Pointe eines Witzes nicht mit? Manchmal sitze ich zwischen einer Gruppe grölender Menschen und fühle mich einsam. Erzählt jemand einen Witz, so beginnen die Ersten häufig bereits zu lachen, bevor der Witz zu Ende erzählt ist, und die Stimme des Erzählers senkt sich womöglich noch gegen Ende, um den Effekt zu steigern. Ich aber habe wieder einmal die entscheidenden Worte nicht gehört. Klar, ich kann ja immer nachfragen, klar, oft tue ich es auch, aber das Gespräch geht ja bereits weiter, der nächste Kalauer ist angesagt, und der Adressat meiner Fragen möchte auch zuhören. Oder vielleicht auch nicht, möglicherweise ist er selbstlos und liebt es zu helfen, und man darf ihn jederzeit stören. Tja, vielleicht.

Auf das Raten bin ich angewiesen, denn ich kann einfach nicht immer nachfragen, immer bitten, den Satz noch einmal zu wiederholen. Die gut Hörenden sind manchmal sauer, wenn ich nicht nachfrage. Warum hast du nicht nachgefragt? Warum? Weil ich dachte, ich hätte es ja richtig geraten-verstanden. Weil ich den Redefluss nicht unterbrechen wollte. Weil ich dachte, es wäre nicht so wichtig. Weil ich unkonzentriert war. Weil ich zu faul war. Weil ich niemandem lästig fallen wollte. Weil ich nicht ständig die Rücksichtnahme der anderen einfordern möchte. Weil es mir, verdammt noch mal, peinlich ist!

Mein Alltag hat sich verändert.

Ich schaue auf die Uhr, um nur ja nicht zu einer Veranstaltung zu spät zu kommen. Wenn ich mir einen Vortrag anhören möchte, sitze ich immer vorne. Sind die ersten Reihen besetzt, kann ich im Grunde gleich wieder nach Hause gehen, denn hinten höre und somit verstehe ich einfach zu wenig.

Nun ein Hoch auf meine gut oder vermeintlich gut hörenden Mitmenschen: Die ersten Reihen sind fast nie komplett besetzt!

Letztens hat doch ein Witzbold bei einer Pantomimenaufführung aus der hinteren Reihe geschrien: „Lauter!" Ich habe herzhaft gelacht, vielleicht auch, weil mir so deutlich vor Augen stand, dass für mich Theater immer wieder zur Pantomime mutiert. Da studiere ich dann stundenlang das Muster des Fußbodens, die Mimik der Zuschauer, und fantasiere mir eine eigene Geschichte zu derjenigen, die da gerade auf der Bühne gespielt wird.

Ich träume mich weg.

Durch geschicktes Vermeiden unbekannter Hörsituationen lassen sich meine Frustrationserlebnisse weiter reduzieren.

Warum soll ich mich mit Fremden unterhalten, deren Themen ich nicht kenne?

Wofür brauche ich einen riesigen Bekanntenkreis?

Warum soll ich ins Theater gehen, wo die Inszenierungen doch heute so schlecht geworden sind?

Was soll ich auf großen Festen, wo doch nur Small Talk gepflegt wird?

All diese Ausreden, Verleugnungen, Überlebensstrategien - sie erleichtern mir das Leben, reduzieren meine Scham und führen doch in eine Sackgasse.

Meine Gedanken beginnen sich im Kreis zu drehen. Anregende Gespräche werden seltener. Der fruchtbare Gedankenaustausch nimmt ab, und neues Lernen wird blockiert. Nicht nur ich ziehe mich zurück, sondern auch die anderen ziehen sich von mir zurück. Es ist für sie anstrengend, immer laut und deutlich zu reden. Es dämpft ihre Freude auf lange wortreiche Gespräche, wenn beim Reden und Sprechen so viel Konzentration erforderlich ist. Sie vermeiden das zärtliche Flüstern und die langen blumigen Sätze. Sie helfen mir und sie isolieren mich. Sie reduzieren mich auf die, der man das Notwendigste erzählt.

Obwohl ich all dies spüre, bin ich - gefangen in mir selbst - auf dem Weg, das Vorurteil von der tumben Schwerhörigen zu bestätigen.

Wie bei dem Tod eines nahen Angehörigen durchlaufe ich mit dem Verlust meines Hörvermögens die Stadien der Trauer.

Ich versuche, meine Schwerhörigkeit mit all meiner Kraft zu verleugnen.

Das kann doch gar nicht sein, mein Gehör doch nicht. Es ist nur vorübergehend. Es ist nicht so schlimm.

Es kommt sicher wieder.

Ich fühle mich verloren.

Wie konnte mir das passieren. Irgendjemand, irgendetwas muss doch schuld sein. Irgendetwas muss man doch heutzutage tun können, um die Ohren wieder zu heilen.

Ich renne von Arzt zu Arzt.

Ich lasse immer wieder die gleichen Tests und Untersuchungen über mich ergehen.

Ich lasse immer wieder einen Hörtest machen.

Ich höre was, was du nicht hörst ...
... und das ist ganz, ganz leise!!

Der Hörtest

Hörtest - ich liebe dich!
Bis heute.

Ich sitze in einem schalldichten Raum, versorgt mit Kopfhörern auf beiden Ohren, und lausche, lausche angestrengt. Meine feuchten Hände umfassen einen Knopf, auf den ich drücken soll, sobald ich etwas höre. Natürlich nicht irgendetwas, sondern eben den einen Ton, dessen Lautstärke ganz langsam verstärkt wird.

Es rauscht in meinem Kopf, ich höre alles Mögliche, aber wo ist der alles entscheidende Ton?

Die Arzthelferin, die mir gegenübersitzt, schiebt den Lautstärkeregler langsam aufwärts.

Ungläubiges Starren ihrerseits, es folgt ein aufmunterndes Lächeln. Ich lächle verschämt zurück.

„Ja verdammt, ich höre schlecht", flüstere ich in mich hinein, „nun machen Sie schon, mit so leisen Tönen brauchen Sie hier gar nicht anzutreten!"

Ich höre immer noch nichts!

Wenn es doch bloß still wäre in meinem Kopf. Diese „Männer im Ohr", sie haben sofort begriffen, dass hier ihre Chance ist, sich mal wieder in den Mittelpunkt zu drängen. Kaum konzentriere ich mich aufs Hören, geht in meinem Ohr die Post ab. Es rauscht, es piepst, es brummt, es summt. Ein ganzes Orchester scheint sich da zu tummeln. Stockhausen wäre blass vor Neid bei den Dissonanzen, die meine „Jungs im Ohr" produzieren.

Aber dann endlich - eine Ewigkeit scheint vergangen zu sein: Höre ich da nicht etwas zwischen all den anderen Tönen in meinem Kopf oder bilde ich es mir nur ein? Ja, dieses Etwas wird lauter, ich jubiliere, er muss es sein, der so sehnsüchtig erwartete lauter werdende Ton. Jetzt noch schnell auf den Knopf drücken, damit die Arzthelferin endlich Ruhe gibt und sieht, wie gut ich doch höre.

Ich möchte doch hören! Wo sind die verdammten Töne in diesem Wald von Geräuschen?

Und weiter geht's zum nächsten Ton.

Jetzt aber blitzschnell, volle Konzentration und … drücken. Verdammt, war es wirklich der Ton? Ich habe zu früh gedrückt. Nun gut, eben war es zu spät, das ist ausgleichende Gerechtigkeit.

Ein Ton folgt dem anderen. Erst wird das eine Ohr getestet, dann das andere Ohr. Eine ganze Palette an tiefen und hohen Tönen zaubert die Arzthelferin aus ihrem Schaltpult. Ich fühle mich schon nach kurzer Zeit erschöpft vom Hören, Lauschen und Zittern.

Meine Hände werden feuchter und feuchter, und der Finger glitscht über den Druckknopf. Bei jedem Ton beginnt der Kampf von Neuem. Wo verstecken sich denn all diese Töne? Schweißperlen sammeln sich auf meiner Stirn, ich versuche, ganz locker zu bleiben, und probiere es mit Selbstsuggestion: „Ruhig bleiben, hier geht es nicht um Sein oder Nichtsein, nicht um klug oder dumm! Ich soll lediglich sagen, wann ich etwas höre! Mehr nicht! Das tut nicht weh und ist doch ganz einfach …!"

Es hilft nichts, dieses Lauschen macht mich fertig. Ich fühle mich wie in einem selbst inszenierten Wettkampf: Je schneller ich auf den Knopf drücke, umso besser bin ich! Ich drücke jetzt einfach auf den Knopf, sobald ich einen Ton vermute, und lächle triumphierend. Die Arzthelferin schaut mich irritiert an. War da etwa gar kein Ton? Wie peinlich! Himmel, meine Gedanken schweifen ständig ab, so gibt das hier gar nichts. Ich muss mich konzentrieren! Es geht weiter und weiter. Erbarmungslos wiederholt die Arzthelferin einen Ton, wenn sie glaubt, mich beim „Schummeln" ertappt zu haben.

Als Nächstes betäubt sie eines meiner Ohren mit einem Dauergeräusch, und auf dem anderen Ohr gilt es erneut einzelne Töne zu erkennen. Wer hat sich nur all diese Tests ausgedacht, die meine Schwerhörigkeit nun auf ein Stück Papier bannen?

Ich bin erschöpft und deprimiert.

Dieses Gefühl lässt sich noch steigern durch den nachfolgenden Sprachtest.

Eine Männerstimme haucht einsilbige Worte in mein Ohr.

Sie spricht sehr deutlich, jeden Buchstaben betonend.

Auch hier kann man natürlich die Lautstärke regulieren, aber die zusammenhanglosen, so klar ausgesprochenen kurzen Wörter geben mir keine Chance, zu raten oder zu kombinieren. Erbarmungslos geht es um jeden Buchstaben.

Ist da am Ende ein d oder ein t? Heißt es Rad oder Rat?

Umbringen könnte ich die Stimme, was führt sie mir auch mein Unverständnis so erbarmungslos vor Augen. All die vielen Tricks, die ich mir im Laufe der Jahre so wunderbar angeeignet habe, taugen hier auf einmal alle nicht.

Immer 20 Wörter in einer Gruppe, dann folgt eine kurze Pause.

Habe ich ein Wort mehr geahnt als richtig gehört und hänge ihm in Gedanken noch nach, so fehlen mir beim nächsten Wort schon wieder die ersten Buchstaben. "??ut" - bedeutet es Glut oder Flut? Da gilt es, die Nerven zu behalten. Da der Test so alt ist, finden sich auch so brandaktuelle Wörter wie Ruß, Wehr, Abt oder Wuchs. Wie in einer Märchenstunde fühle ich mich, wenn ich den folgenden Wörtern lausche: Hohn, Pest, Glut, Erz, Garn, Schopf und Narr. Es macht mich fertig.

Was gibt es doch viele kurze Wörter, in denen jeder einzelne Buchstabe zählt. Abschaffen sollte man sie. Viel schöner sind doch so Worte wie Blumentopferde, Streichholzschächtelchen, Bundestagsabgeordneter. Da kann ich mich so richtig „hineinraten". Aber Spott, Ring, Hang, Zahl, Tau, Aal, die sind ja schon zu Ende, bevor ich gemerkt habe, dass da jemand spricht.

Aber egal wie ich es auch drehe und wende, egal ob ich einen guten oder schlechten Tag habe, egal ob die „Männer im Ohr" träumen oder hyperaktiv sind, egal ob der Tester geduldig und mitfühlend ist oder gehetzt:

Meine Hörkurve liegt einfach nicht da, wo sie liegen sollte!

Der menschliche Hörbereich

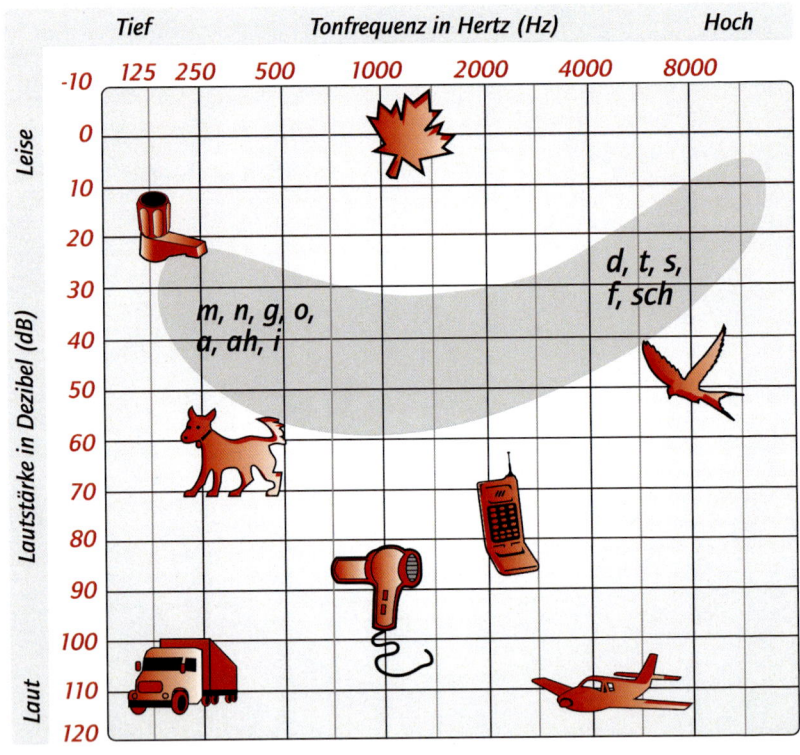

Bildliche Darstellung des menschlichen Hörbereichs

Die Abbildung zeigt den menschlichen Hörbereich, der beim Hörtest überprüft wird.

Auf der oberen Linie sind die einzelnen Frequenzen (von 125-8000 Hz), die getestet werden, aufgezeichnet.

Links bei den niedrigen Frequenzen finden sich die tiefen Töne, rechts die hohen Töne.

An der seitlichen Linie ist die Lautheit (in Dezibel von –10 bis 120) eingezeichnet. Ganz oben sind die Töne in den einzelnen Frequenzen nur ganz leise zu hören, nach unten werden sie immer lauter.

Das bananenförmige Feld in der Mitte, das sogenannte Sprachfeld, verdeutlicht die bei einer aus einem Meter Entfernung geführten normalen Unterhaltung auftretenden Schallpegel über die Frequenzen hinweg, d. h. also den Bereich, den wir hören können müssen, um mitreden zu können. Dieser Bereich sollte von unserer Hörkurve so wenig wie möglich berührt werden.

Beim gesunden Ohr liegt die Hörkurve ganz oben, d. h. auch ganz leise Töne werden bereits gehört. Je weiter die Hörkurve nach unten abrutscht, umso deutlicher hat das Hörvermögen nachgelassen und umso mehr benötigen die einzelnen Töne eine Verstärkung in der Lautheit, um gehört zu werden.

Zwischen oben und unten, zwischen 0 und 100, liegt eine große Spannweite. Für das eigene Empfinden ist in der Regel entscheidend, inwieweit das Sprachfeld betroffen ist. Tangiert die eigene Hörkurve den Sprachbereich nur, oder gibt es nur Einbrüche bei einzelnen Frequenzen, so wird man in der Regel glauben, noch recht gut auch ohne Verwendung von Hilfsmitteln zurechtzukommen.

Hier einige typische Beispiele für unterschiedliche und dennoch im Alltag deutliche Einschränkungen der Hörfähigkeit:

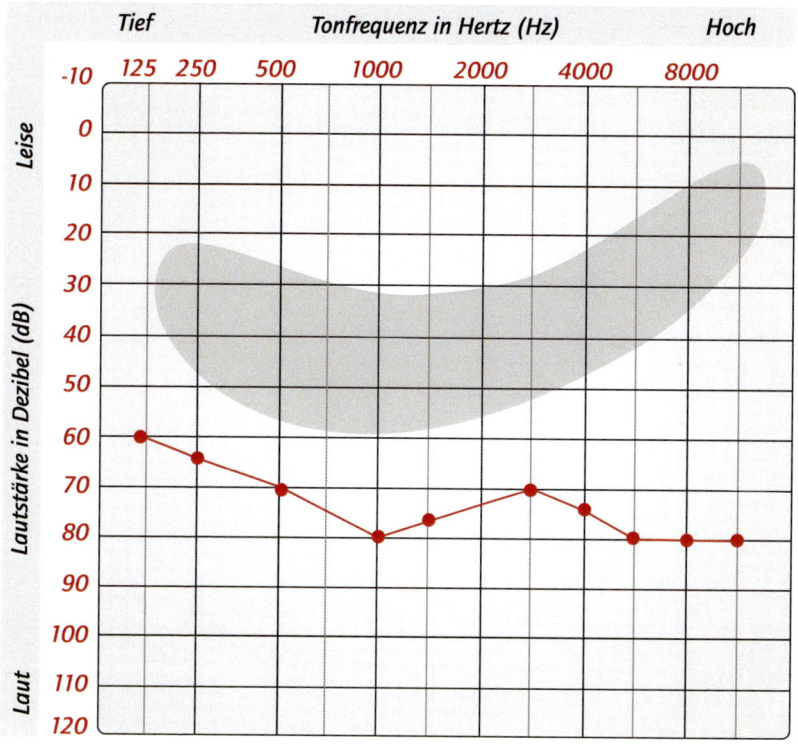

Bild der hochgradigen Schwerhörigkeit

Diesem Bild ist zu entnehmen, dass eine Ansprache aus einem Meter Entfernung in normaler Lautstärke nicht mehr gehört wird. Auch vieles andere, wie der tropfende Wasserhahn oder das fallende Herbstlaub, können nicht mehr gehört werden.

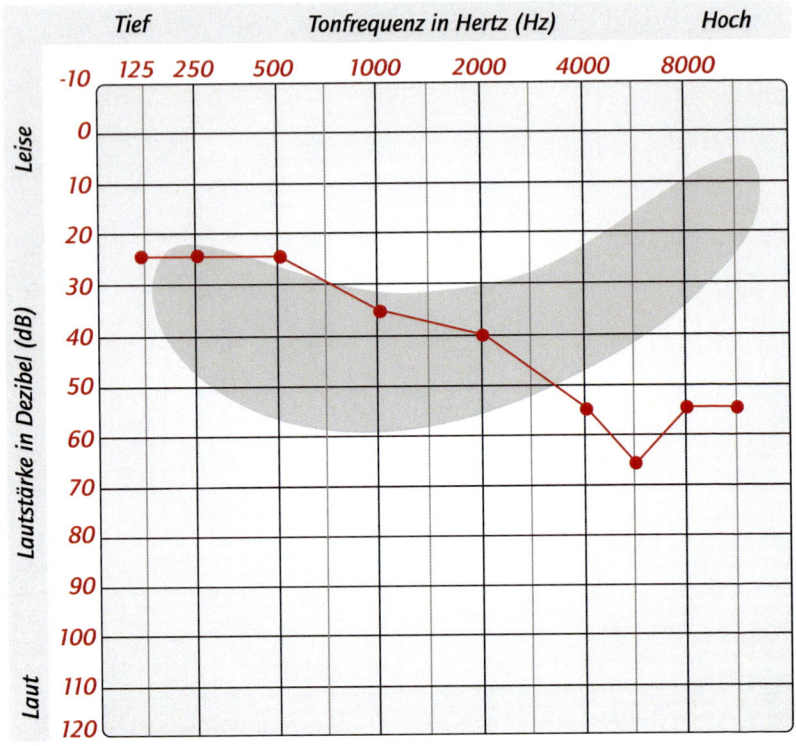

Bild der leichten bis mittelgradigen Altersschwerhörigkeit

Obigem Bild ist zu entnehmen, dass bei der Altersschwerhörigkeit vor allem die hohen Töne verloren gehen. Bestimmte Buchstaben, wie etwa das Sch oder das F, werden nicht mehr sicher gehört, aber auch das morgendliche Konzert der Vögel ist leiser geworden oder gar verschwunden.

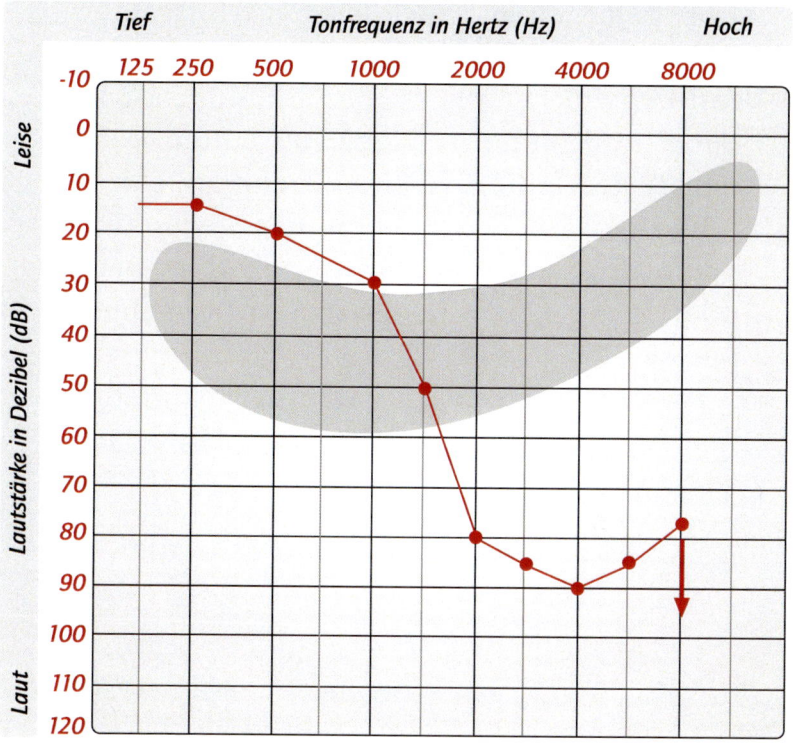

Bild der fortgeschrittenen Lärmschwerhörigkeit

Auch hier kann der Betroffene vieles im wahrsten Sinne des Wortes nicht mehr hören und somit nicht mehr richtig verstehen. Wieweit er noch mitredet, ist eine andere Frage.

Der beim oben geschilderten Hörtest erwähnte Sprachtest, auch Freiburger Sprachtest genannt, wurde 1953 von Kahlbrock erdacht und nimmt seit über 60 Jahren unter den Testverfahren einen Spitzenplatz ein.

Es ist davon auszugehen, dass jeder Hörgeräteakustiker in Deutschland ein Band oder heute eine CD mit diesem Sprachtest besitzt.

Da der Test recht alt ist, findet man einen Teil der einsilbigen Wörter nicht mehr in unserer Alltagssprache.

Hilfe!

Stundenlang sitze ich in engen Kabinen, während eine Flüssigkeit in meine Venen tröpfelt. Ich schlucke Tabletten und übe diverse Entspannungstechniken ein. Ich schaue in meine Seele und versuche die Frage zu beantworten, ob ich vielleicht einfach nicht hören will. Ich durchforste die Literatur und erkundige mich nach guten Ärzten.

Es tauchen die Diagnosen auf:

Zustand nach mehreren Hörstürzen und fortschreitende Innenohrschwerhörigkeit.

Diese Diagnosen beschreiben meinen Zustand, aber sie beantworten nicht meine Frage nach der Ursache.

Es muss doch eine Ursache geben!

Selbst betroffen, fällt es mir unendlich schwer, zu akzeptieren, dass eine Erkrankung einfach auftaucht.

Die Auskunft, hier gebe es keine Heilung, will ich von niemandem hören. Lieber suche ich den nächsten Kollegen auf.

Wider mittlerweile besseres Wissen klammere ich mich an die Hoffnung, dass irgendjemand meine Form der Erkrankung vielleicht doch heilen oder zumindest zum Stillstand bringen kann.

Beiläufig wird das ein oder andere Mal eine mögliche Versorgung mit Hörgeräten erwähnt, aber bei dem Thema höre ich weg.

Auf dem Ohr bin ich wirklich schwerhörig!

Ich lebe in einer ständigen Überforderung.

Ein Teil von mir beginnt sich in der von Lärm beruhigten Sackgasse einzurichten, ein anderer Teil kämpft für die Vorwärtsstrategie.

Vermeintlich nicht zu beantwortende Fragen lassen mich erstarren. Meine Gedanken drehen sich im Kreis.

- Warum will ich meine Hörschädigung nicht wahrhaben?
- Warum kann ich sie nicht akzeptieren?
- Wovor habe ich eine solche Angst?
- Warum bastele ich mir aus einer unverschuldeten Erkrankung ein persönliches Defizit?
- Warum ist mir meine Hörschädigung so unendlich peinlich?

Ich habe Angst, die anderen könnten mich für dumm halten, für schlicht, wenn ich sage, dass ich schwerhörig geworden bin.

Ich habe Angst, nicht mehr ernst genommen und nicht mehr für kompetent gehalten zu werden, wenn ich Hörgeräte trage.

· Wer taub ist, ist auch dumm?!
· Wer vertraut einer Ärztin, die Hörgeräte trägt?
· Mein Leiden ist unsichtbar, soll ich es sichtbar machen?
· Hörgeräte würden mein „Defizit" für alle erkennbar machen, immer!!

Ich weiß, dass ich schon mal einen dummen Eindruck hinterlasse, wenn ich etwas nicht richtig verstanden habe und unpassend reagiere.

Als ich noch ein Kind war, saßen meine Eltern und ich einmal im Garten einer älteren Nachbarin. Ich weiß nicht mehr, wie alt sie war, für mich als Kind war sie jedenfalls steinalt. Es war ein wunderschöner Abend, und laut zirpten die Grillen. Wir schwiegen und lauschten, bis unsere Nachbarin tief seufzend meinte: „Es ist ja so schade, dass die Grillen verschwunden sind, früher konnte man an solchen Abenden ihr wunderschönes Konzert hören."

Staunend kämpften wir mit den aufsteigenden Lachtränen.

Da sie die Grillen nicht mehr hören konnte, hat sie sie einfach aussterben lassen.

Ich will keine Hörgeräte, aber ich will auch nicht, dass die Welt um mich herum ausstirbt.

In welchem Jahrhundert lebe ich?

Soll ich, möchte ich so leiden wie Beethoven?

Ich kann seinem Genie nicht das Wasser reichen, aber ich habe die einmalige Chance, so zu leiden wie er!

Aus Beethovens Heiligenstädter Testament

„Oh ihr Menschen, die ihr mich für feindselig, störrisch oder misanthropisch haltet oder erkläret, wie unrecht tut ihr mir, ihr wisst nicht die geheime Ursache von dem was euch so scheinet ...

... mit feurigem lebhaftem Temperament geboren, selbst empfänglich für die Zerstreuungen der Gesellschaft, musste ich früh mich absondern, einsam mein Leben zubringen, wollte ich auch zuweilen mich einmal über all das hinwegsetzen, oh, wie hart wurde ich durch die verdoppelte traurige Erfahrung meines schlechten Gehörs dann zurückgestoßen, und doch war`s mir nicht möglich den Menschen zu sagen: Sprecht lauter, schreit, denn ich bin taub, ach wie wäre es möglich, dass ich dann die Schwäche meines Sinnes angeben sollte, der

bei mir in einem vollkommeneren Grade als bei anderen sein sollte, einen Sinn, den ich einst in größter Vollkommenheit besaß, in einer Vollkommenheit, wie ihn wenige von meinem Fach gewiss haben, noch gehabt haben.

... Oh ich kann es nicht, drum verzeiht, wenn ihr mich da zurückweichen sehen werdet, wo ich mich gerne unter euch mischte, doppelt weh tut mir mein Unglück, indem ich dabei verkannt werden muss. Für mich dürfen Erholung in menschlicher Gesellschaft, feinere Unterredungen, wechselseitige Ergießungen nicht statthaben. Ganz allein fast nur, so viel als es die höchste Notwendigkeit fordert, darf ich mich in Gesellschaft einlassen, wie ein Verbannter muss ich leben. Nähere ich mich einer Gesellschaft, so überfällt mich eine heiße Ängstlichkeit, indem ich befürchte, in Gefahr gesetzt zu werden, meinen Zustand merken zu lassen.

So war es denn auch dieses halbe Jahr, das ich auf dem Land zubrachte, von meinem vernünftigen Arzt aufgefordert, so viel als möglich mein Gehör zu schonen, kam es fast meiner jetzigen natürlichen Disposition entgegen, obschon, vom Triebe zur Gesellschaft manchmal hingerissen, ich mich dazu verleiten ließ. Aber welche Demüti-

gung, wenn jemand neben mir stand und von Weitem eine Flöte hörte und ich nichts hörte oder jemand den Hirten singen hörte, und ich auch nichts hörte, solche Ereignisse brachten mich nahe an Verzweiflung, es fehlte wenig, und ich endigte mein Leben ... Oh Menschen, wenn ihr einst dieses leset, so denkt, dass ihr mir unrecht getan ...
Heiligenstadt, am 6. Oktober 1802

Ludwig van Beethoven war 32 Jahre alt, als er dieses Testament verfasste. Zu diesem Zeitpunkt kämpfte er nach eigenen Angaben bereits 4 Jahre mit seinem nachlassenden Hörvermögen. 1819 ertaubte Beethoven vollständig, dennoch komponierte er weiter. 1824 vollendete er seine berühmte 9te Sinfonie. Beethoven starb 1827 im Alter von 56 Jahren.

Der Text des Testaments wurde gekürzt und zum leichteren Verständnis an einzelnen Stellen unserer heutigen Schreibweise angepasst.

Der Originaltext kann über das Musikhaus Doblinger bestellt werden (siehe weiterführende Literatur).

Schwerhörigkeit aus medizinischer Sicht

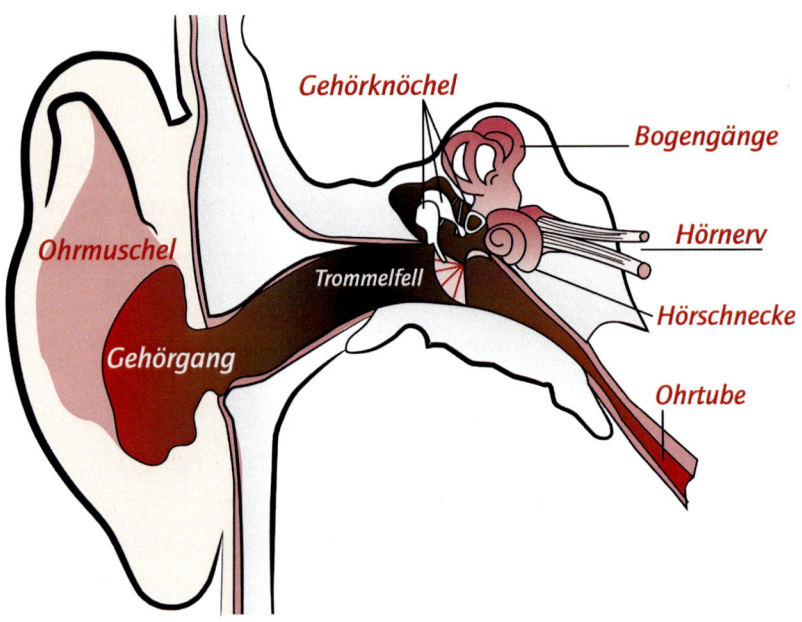

Bild des des gesunden menschlichen Ohres

Hier ist noch einmal das Abbild des menschlichen Ohres zu sehen.

Wie bereits beschrieben, hat das Ohr die Aufgabe, Schallschwingungen (mechanische Bewegungen) in Nervenimpulse (das sind bioelektrische Impulse) umzuwandeln.

Die Schallschwingungen leiten sich über die Knochen im Mittelohr zu den Haarsinneszellen im Innenohr fort. Die Signale aus den Haarsinneszellen werden über den Hörnerv und die Hörbahnen bis zum Hörzentrum der Hörrinde weitergeleitet. Ein Teil der Nervenbahnen kreuzt zur Gegenseite.

Dies ist der Grund, warum wir zwei gesunde Ohren zum guten Verstehen benötigen.

Wir unterscheiden zwei wesentliche Formen der Schwerhörigkeit:

Bei der Schallleitungsschwerhörigkeit oder auch Mittelohrschwerhörigkeit ist die Schallübertragung über das Trommelfell und die Gehörknöchel gestört, z. B. durch Verwachsungen oder andere Erkrankungen. Die Übertragung zum Innenohr ist behindert.

Hier kann eine mikrochirurgische Operation häufig zur Hörverbesserung führen.

Bei der zweiten Form der Schwerhörigkeit spricht man von einer sogenannten Innenohrschwerhörigkeit. In diesen Fällen führt eine Schädigung der Haarsinneszellen im

Innenohr, im Hörnerv oder in der Hörbahn zu einer Abnahme des Hörvermögens.

Behandlungsmöglichkeiten zur Verbesserung bei einer Innenohrschwerhörigkeit stehen nicht zur Verfügung.

Bei den häufigsten Formen der Innenohrschwerhörigkeit ist die Funktion der Haarsinneszellen gestört. Letztere sind so alt wie wir selbst. Sie werden während der Embryonalentwicklung angelegt und müssen das ganze Leben über funktionsfähig bleiben, da sie sich nicht teilen oder neu bilden können.

Hieraus ergibt sich, dass ein Hörschaden der Haarsinneszellen nicht heilbar und nicht rückgängig zu machen ist.

Ob es sich um eine Mittelohr- oder Innenohrschwerhörigkeit handelt, stellt der Hals-Nasen-Ohren-Arzt u. a. bei einem Hörtest fest.

In 70 % der Fälle liegt der Schwerhörigkeit eine Innenohrschädigung zugrunde. Bei dieser Krankheit kann eine Verbesserung des Hörvermögens durch die Versorgung mit - der individuellen Schwerhörigkeit angepassten – Hörgeräten erfolgen.

Bei der Lärmschwerhörigkeit wurden die Haarsinneszellen in der Hörschnecke durch Lärm im Beruf oder auch in der Freizeit dauerhaft geschädigt.

Bei der Altersschwerhörigkeit ist ebenfalls die Funktion der Haarsinneszellen beeinträchtigt.

Eine zunehmende Innenohrschwerhörigkeit kann sich als schleichende Erkrankung über Jahrzehnte hinziehen.

Bei der Altersschwerhörigkeit sind in der Regel die hohen Töne stärker betroffen als die tiefen. Hierdurch wird es z. B. erschwert, ein Gespräch zu verfolgen, sobald mehrere Personen reden oder gleichzeitig Hintergrundgeräusche vorhanden sind.

Gerade weil der Erkrankungsprozess häufig so schleichend ist, fällt er den Betroffenen selbst oft kaum auf.

Gerade weil der unterschiedliche Grad der Schwerhörigkeit nach außen nicht sichtbar ist, möchten viele gering Betroffene nicht allein wegen des Tragens von Hörgeräten den hochgradig Schwerhörigen gleichgesetzt werden und versuchen stattdessen, auch ohne Zuhilfenahme von Hörgeräten mit den uneingeschränkt Hörenden mitzuhalten.

Ohrgeräusche
und Schwerhörigkeit

Ohrgeräusche sind Ausdruck einer Störung der zentralen Hörverarbeitung im Gehirn. Jene werden auch als Tinnitus (lateinisch = klingeln) bezeichnet. Unter Tinnitus versteht man die Wahrnehmung von solchen Tönen und/oder Geräuschen, die nicht von außen ins Ohr dringen, sondern im Kopf entstehen.

Auch bei Menschen, bei denen nie eine Erkrankung des Ohres aufgetreten ist, kann ein Tinnitus ausgelöst werden und dauerhaft bestehen bleiben.

Sehr häufig jedoch findet man einen Tinnitus als Begleitung einer Hörschädigung. Ein fehlender, verminderter oder veränderter Signalfluss aus dem Ohr aufgrund eines Hörschadens kann einen Tinnitus auslösen. Bedingt durch die Schwerhörigkeit ist der Ort der zentralen Hörverarbeitung im Gehirn unterfordert, und die Balance zwischen

Erregung und Hemmung ist gestört. Das Gehirn schafft sich sozusagen zur Kompensation seine eigene Geräuschkulisse.

Darüber hinaus finden sich Hinweise, dass der durch den Tinnitus verursachte Stress durch eine Rückkopplung im Hörsystem wiederum den Tinnitus verstärkt.

Die Ohrgeräusche können aber auch verschwinden oder wieder in den Hintergrund treten, wenn sich das Hörvermögen erholt bzw. wenn durch das konsequente Tragen von Hörgeräten die Hörzentren wieder ausreichend beschäftigt sind und es dem Betroffenen gelingt, den seelischen Stress abzubauen.

O. k., aber nur weil es sein muss!

Ich betrachte meine Hörkurvensammlung.

Unabhängig von den konkreten Bedingungen ist sie doch immer wieder ähnlich. Bei der Nulllinie sollten die Kurven liegen, also ganz oben! Sind die Kurven unten angelangt, bin ich ertaubt. Was diese wellenförmige Linie in der Mitte der Skala bedeutet, erlebe ich täglich.

Ein Teil der Haarsinneszellen in meinem Innenohr hat sich frühzeitig aus meinem Leben verabschiedet. In meinem Körper, den ich als so lebendig empfinde, vollzieht sich ein Sterbeprozess, dessen Ursache unbekannt ist und für den es keine Heilung gibt.

Ich ahnte es ja schon länger: Meine einzige Chance, mein Hörvermögen zu bewahren und im sprachlichen Austausch mit meinen Mitmenschen zu bleiben, besteht darin, Hörgeräte zu tragen, und zwar in beiden Ohren.

Wie löse ich ein Problem, das ich gar nicht haben möchte?

Ich werde mich auf Hörgeräte einlassen, aber ich werde sie keinem zeigen!

Ich verstecke sie hinter meinen Ohren, die ja zum Glück mit Seitenflügeln ausgestattet sind, und bedecke sie mit meinen Haaren. Ich werde wieder so gut hören können, dass es niemandem auffällt. Was man nicht sieht, existiert auch nicht?!

Der häufige Umgang mit der Krankheit Schwerhörigkeit in unserer heutigen Zeit

Man geht davon aus, dass in Deutschland der Anteil der Bevölkerung mit einem behandlungsbedürftigen Verlust an Hörfähigkeit sehr hoch ist.

Dem steht die Tatsache gegenüber, dass sich nur wenige Menschen trotz ihrer Wahrnehmung eines Hörverlustes in Hals-Nasen-Ohren-ärztliche Untersuchung begeben. Noch weniger Menschen entscheiden sich trotz der Diagnose einer behandlungsbedürftigen und behandlungsmöglichen Hörschädigung für ein Hörgerät.

Schwerhörigkeit wird als Stigma empfunden. Es ruft Gefühle von Schwäche, Versagen und Unvermögen hervor. Zudem symbolisiert es für viele ältere Menschen das Altsein.

Äußerlich ist der Grad der Hörschädigung nicht sichtbar.

Um nicht gebrandmarkt zu werden, um nicht in einer Sammelkiste an Vorurteilen zu landen, versuchen die meisten Betroffenen zunächst, ihre Hörschädigung zu verleugnen.

Ist „nur" ein Ohr betroffen, so reden sie sich ein, noch sehr gut zurechtzukommen.

Doch auch wenn beide Ohren betroffen sind, ist das Feld der mangelnden,

eigenen Wahrnehmung und der massiven Verdrängung unendlich groß.

Die eigenen Vorurteile und die zutreffenden oder auch nur eingebildeten Vorurteile der Umgebung verleiten oftmals zu einem selbstschädigenden Fehlverhalten.

Wann sollte man sich für Hörgeräte entscheiden?

So früh wie nötig und sinnvoll.

Nachdem die Hörbehinderung erstmals bemerkt wird, vergehen in der Regel viele Jahre, bis die Betroffenen einen Hals-Nasen-Ohren-Arzt aufsuchen. Häufig dauert es viele weitere Jahre, bis die Betroffenen sich entscheiden, Hörgeräte zu testen.

Leider unterliegen gerade die Menschen mit einer noch gering ausgeprägten Hörschädigung einer groben Fehleinschätzung!

Ihr Gehirn erhält in den folgenden Jahren durch die unvollständige Übertragung nicht mehr genügend Hörinformation. Sie würden von einer zeitgerechten Versorgung mit Hörgeräten profitieren, gerade weil ihr Hörverständnis erst über wenige Jahre unterversorgt ist.

Hat der Hörnerv über einen langen Zeitraum nur noch eingeschränkte Reize empfangen, so ist das Hören und somit Erken-

nen der „ungehörten" Töne, Klänge und Geräusche in Vergessenheit geraten. Je länger
man zögert, Hörgeräte zu benutzen, umso
länger und schwieriger gestaltet sich im Weiteren das Wiedererlernen des Hörens mittels
Hörgeräten. Umgekehrt kann dies aber auch
bedeuten: Wer sich rascher auf Hörgeräte
einlässt, hat weniger Probleme bei der Wie-
dergewinnung seines Hörvermögens.

Zu unserem großen Glück lernt unser Gehirn auch noch nach vielen Jahren, wieder
neu zu hören.

Zu unserem großen Glück sind unsere
Hirnstrukturen bis ins Alter lernfähig.

Das erste Hörgerät

Beim Akustiker.

Nicht im Traum hatte ich mir vorgestellt, wie sehr ich in den nächsten Wochen auf die unendliche Geduld, die fachliche Kompetenz und die Erfahrung des Akustikers angewiesen sein würde.

Ganz naiv ging ich davon aus, ich bekäme Hörgeräte, würde sie tragen und wieder zu der Welt der Hörenden gehören. Wenn ich mich schon auf Hörgeräte einließe, so müssten meine Probleme doch auch mit ihrer Hilfe mit einem Schlag behoben sein! Oder?

Beim Akustiker wird zunächst erneut meine Hörkurve erstellt. Danach werden Abdrücke von meinem äußeren Gehörgang angefertigt. Eine zweifarbige Knetmasse wird in meinen äußeren Gehörgang gespritzt. Die Masse ist kühl und es kitzelt ein wenig, im Übrigen spüre ich nichts. Nach wenigen Minuten zieht die Akustikerin an einem zuvor ebenfalls mit eingelegten Faden, und mein äußerer Gehörgang liegt in Bunt vor mir.

Schön ist dieses Gebilde mit seinen kleinen Kurven und Bögen, ein richtiges kleines Kunstwerk. Durch diesen Tunnel wandern die Töne also zu meinem Trommelfell. Einige Töne schleichen sich auf dem weiteren Weg „ungehört" davon, aber dies soll sich ja jetzt ändern!

Ich bekomme einen neuen Termin, an dem die Ohrpassstücke, die jetzt nach den Abdrücken angefertigt werden können, zur Verfügung stehen werden.

Dies ist der Termin, an dem es endlich losgeht.

Die Ohrpassstücke werden in die Ohren gesteckt und an jene über einen Schlauch die ersten Hörgeräte angehängt.

Hinter meinem Ohr sollen nun zwei technische Wunderwerke liegen. Diese werden entsprechend meiner Hörkurve programmiert: Da, wo ich kaum etwas höre, werden die Töne etwas mehr verstärkt, da, wo ich noch etwas besser höre, bekommen sie weniger Verstärkung. Die Feineinstellungen sind noch ein weites Feld, sagt die Akustikerin, aber zunächst soll ich einmal schauen, wie ich mit einer geringen Verstärkung der Töne zurechtkomme.

Wieso geringe Verstärkung, hat sie denn schon vergessen, wie taub ich bin, was soll eine lediglich geringe Verstärkung der Töne bei mir bewirken? Darf es nicht auch ein bisschen mehr sein?

Ich traue mich nicht, meine Gedanken auszusprechen. Nachdem ich den Eindruck habe, in den Geschäftsräumen und im Gespräch mit der Akustikerin zurechtzukommen, und bereits den nächsten Termin festgemacht habe, verabschiede ich mich.

Ich gehe zum ersten Mal mit meinen Hörgeräten auf die Straße.

An der Straße stehend, scheint mir alles befremdlich laut zu sein. Trotz der Lautstärke habe ich das Gefühl, dass die Ohrpassstücke mir die Ohren verstopfen. Wo bleibt der Wind in meinen Ohren?

Jede Menge unbekannte Umweltgeräusche irritieren mich. Ist die Welt so laut? Der Lastwagen auf der Straße scheint durch mich hindurchzudonnern. Erschrocken trete ich zur Seite, dabei fährt er sogar auf der anderen Straßenseite. Ich betrete eine Bäckerei. Die Tür knallt hinter mir zu, aber keinen scheint es zu stören. Die Bäckersfrau knistert vernehmlich mit der Brötchentüte, aber ich kann sie hören, ja ich verstehe sie klar und deutlich. Ich atme auf. Nachdem mich all die Nebengeräusche so beeindruckt haben, lässt jetzt meine Befürchtung nach, die gesprochenen Worte würden für mich untergehen. Beim Bezahlen machen die drei 50-Cent-Stücke auf der Glastheke einen Krach, als hätte ich einen Geldsack ausgeschüttet. Nun, es hätte mich fast schon überrascht, wenn es anders gewesen wäre.

Zum ersten Mal beschleicht mich eine Ahnung, dass ich mich erst vorsichtig an die neue/alte Welt gewöhnen muss, zu denen mir die Hörgeräte wieder einen Zugang ermöglichen.

Entwöhnt all des Krachs, verkrafte ich diesen zunächst nur häppchenweise.

Der Gewöhnungsprozess nimmt nicht nur ein paar Stunden in Anspruch. Vielmehr beginnt jetzt ein längerer Lernprozess. Es ist ein wenig so, als ob ich eine neue Sprache erlernen würde, wenn mir auch erspart bleibt, bei null anzufangen.

Ich muss wieder neu lernen, zu hören!

Manchmal fühle ich mich in den folgenden Wochen wie eine Suchtkranke, die man auf Entzug gesetzt hat, und zwar Entzug hinsichtlich meiner ruhigeren vertraut gewordenen Welt. In dieser hatte ich mich doch schon bequemer eingerichtet, als ich es geahnt habe. Nun werden meine Ohren wach geküsst, und ich bin der Meinung, dass die beiden Prinzen rechts und links hinter meinen Ohren entschieden zu viel Durcheinander dabei machen. Immer wieder irritieren sie mich, frustrieren sie mich, deprimieren sie mich.

Ich muss lernen, mit meinen Hörgeräteprinzen zu leben.

Jahrelang habe ich Geräusche nicht mehr gehört, die ich jetzt neu zuordnen muss. Ich muss wieder lernen, unwichtige Geräusche von wichtigen zu unterscheiden. Ich muss lernen, Störgeräusche zu überhören.

Allmählich dämmert es mir, dass ich meine Hörgeräte von morgens bis abends tragen muss. Ich begreife, dass ich mich nicht an das Hören mit Hörgeräten gewöhnen kann und nicht lernen werde, mit ihnen zu hören, wenn ich sie ständig an- und ausziehe. Wie soll mein Gehirn denn mit einem ständigen Wechsel zurechtkommen?

Die Hörgeräteakustikerin hat mir all dies angekündigt, hat versucht, mich auf all dies vorzubereiten, aber das Hören und Verstehen sind auch hier zwei Paar Schuhe.

Die folgenden Wochen sind aufregend und voller Leben. Meine Seele baumelt zwischen Hochs und Tiefs. Mal erstürme ich verloren geglaubte Gipfel, dann wieder stürze ich schneller ab, als ich mich schützen kann.

Morgens zwitschern jetzt doch tatsächlich die Vögel. Ich höre wieder das Ticken der Standuhr und das Knistern des Feuers im Kamin. Meine Angehörigen muss ich jetzt ständig bitten, mich nicht so anzuschreien, und das Klappern des Bestecks beim Essen geht mir auf die Nerven. Das Schmatzen meiner Tischnachbarn würde ich gerne weiter nicht hören können.

Aber: Die Welt - meine Welt - wird wieder reicher!

Ich sehe nicht nur den Brunnen und sein Wasserspiel, nein, ich höre auch, wie das Wasser plätschert. Ich sehe nicht nur, wie sich die Pappeln im Wind wiegen, nein, ich höre auch ihr Rauschen. Dies alles ist wunderbar, und ich genieße es.

In den nächsten Wochen versucht die Akustikerin herauszufinden, welche Töne noch weiter zu verstärken sind und wo es für mich unangenehm wird. Wo brauche ich mehr Unterdrückung von Störgeräuschen, wo profitiere ich von einer weiteren Verstärkung der Töne?

Ich bekomme nacheinander verschiedene Modelle unverbindlich zur Auswahl.

Die Qual der Wahl macht es natürlich nicht leicht. Zwei Wochen oder auch länger probiere ich das eine Gerät, dann das andere. Es sind jetzt am Anfang immer Geräte, die man hinter den Ohren trägt, da sich auf diese Weise verschiedene Modelle an dasselbe Ohrpassstück anschließen lassen.

Die Akustikerin widmet mir viel Zeit. Nicht nur die Geräte sind unterschiedlich, sondern auch die Möglichkeiten, sie zu programmieren, sind vielfältig. Habe ich vor Wochen noch alles als zu laut empfunden, erscheinen mir jetzt manche Frequenzen als zu leise. Ich soll meine Wünsche äußern, aber es ist schwierig für mich, diese zu erkennen und erst recht sie verständlich zu formulieren.

Was kann ich erwarten, was muss ich vielleicht eine Zeit lang aushalten, bis ich den Vorteil bemerke?

Ich brauche ebenso wie meine Mitmenschen viel Geduld und einen langen Atem. Manche Antwort erhalte ich erst beim Zurückblicken auf die Zeit, in der ich Erfahrungen mit meinen Hörgeräten gesammelt habe.

Jahrelang habe ich schlecht gehört, über Jahre habe ich mir die Zeit genommen, mich daran zu gewöhnen, diesen unerquicklichen Zustand zu optimieren. Jahrelang war mein Gehirn darauf trainiert, aus wenig Input möglichst viel Information zu basteln. Das Ganze rückwärts soll sich bitte in kurzer Zeit abspielen!

Mein Gehirn verlangt Zeit, um sich umzuprogrammieren und deutlich mehr Input in die richtigen Bahnen zu lenken.

Welche Töne sind wichtig, welche sehr wichtig? Welche Geräusche müssen im Hintergrund wach gehalten werden, welche ganz nach vorne ins Bewusstsein geholt werden? Welche Töne darf ich überhören?

Dieses Lernen geschieht unbewusst. Nach und nach erlebe ich, dass durch das ständige Hören wiederentdeckter „Nebengeräusche" diese auch wieder leiser werden bzw. erneut Schritt für Schritt in den Hintergrund treten.

Meine Ungeduld steht dem langsamen, vorwiegend unbewussten Lernprozess entgegen und verlangt nach einer raschen komplexen Lösung.

Gleichzeitig mit der Ungeduld entwickle ich die Fantasie, dass mein Restgehör sich jetzt womöglich auf die faule Haut legt, wo ihm alles so schön laut angeboten wird.

Ich lerne, dass weder das Innenohr durch die Hörgeräte leidet noch die Haarsinneszellen schneller absterben. Die einzige Region, die bis jetzt Däumchen drehen konnte und musste, war ein Teil des Hörzentrums in meiner Hörrinde, und diesen Teil erwekke ich durch mehr Hörinformation von außen gerade zu neuer Leistung.

Also doch nicht taub und dumm!

Vorher nicht und mit Hörgeräten auch nicht!

Nach vielen Wochen entscheide ich mich für ein bestimmtes Modell.

Jetzt ist es möglich, es so formen zu lassen, dass es in meine Ohren passt.

Jetzt besitze ich Im-Ohr-Geräte.

So unauffällig wie möglich!?

Der Alltag kann beginnen.

Ich möchte unbedingt zurechtkommen. Ich will mich nicht zurückziehen. Ich will, dass es funktioniert!

Ich will meine Hörgeräteprinzen lieben lernen.

Verschiedene Hörgerätemodelle

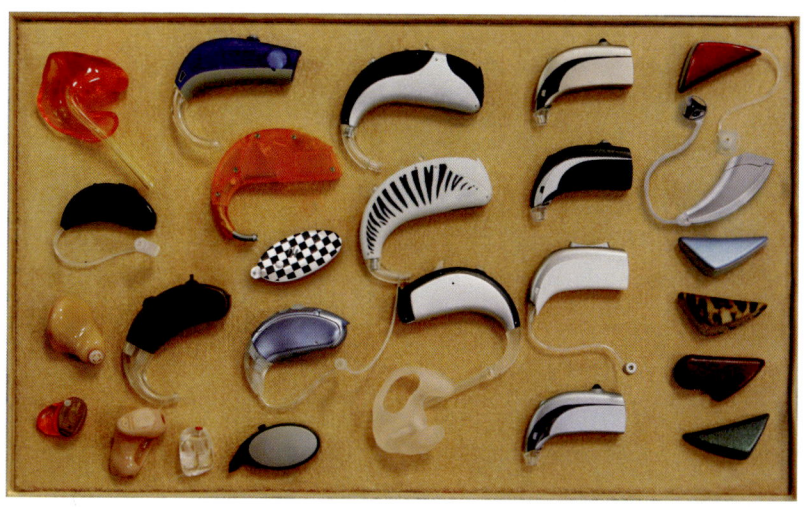

Modelle verschiedenster Hörgeräte (eine Auswahl)

Für schwerhörige Menschen gibt es heute eine große Anzahl verschiedener Hörgeräte. Abhängig vom Grad der Schwerhörigkeit, abhängig von den betroffenen Frequenzen und nicht zuletzt abhängig von der Größe des Gehörgangs, stehen die verschiedensten Modelle zur Verfügung. Das reicht von den klassischen Geräten, die hinter dem Ohr liegen (sogenannte Hinter-dem-Ohr-Geräte, HdO-Geräte), über Modelle, die im Gehörgang oder in der Ohrmuschel Platz haben, bis zu Modellen, die ganz im Gehörgang verschwinden (sogenannte In-dem-Ohr-Geräte, IdO-Geräte). Letztere werden individuell nach dem eigenen Ohrabdruck hergestellt. Bei einer leichten bis mittleren Schwerhörigkeit ist unter Umständen eine sogenannte offene Versorgung möglich: Hier wird nur ein kleiner Schlauch in den Gehörgang gelegt, an dem ein winziges Hörgerät hängt.

In Sonderfällen der Schwerhörigkeit können implantierbare Hörgeräte angepasst werden.

Die Hörgerätehersteller sind dem Wunsch vieler Schwerhöriger nach möglichst kleinen und unauffälligen Hörgeräten entgegengekommen. Auch im Design brauchen sich viele Hörgeräte heute nicht mehr zu verstecken.

Bei der Entscheidung für ein bestimmtes Hörgerät sollte die für die eigene Schwerhörigkeit passende Versorgung im Vordergrund stehen. So kann ein möglichst kleines Gerät unter Umständen aufgrund seiner technischen Möglichkeiten nicht ausreichend sein.

Hat man sich für ein Modell entschieden und hat es gerne bunt im Leben, so ist auch dies heute möglich. Die meisten Modelle sind in verschiedenen Farben lieferbar.

Ganz entscheidend für die spätere Zufriedenheit mit dem eigenen Hörgerät ist eine kompetente, einfühlsame und geduldige Beratung!

Da gerade zu Beginn viele Termine notwendig sind und auch später immer wieder Kontrollen und Reparaturen der Hörgeräte anfallen, sollte der Hörgeräteakustiker gut erreichbar sein.

Die individuelle Vielfalt der Schwerhörigkeit, die großen Unterschiede in den akustischen Bedürfnissen der einzelnen Betroffenen sowie die ständige technische Weiterentwicklung der Hörgeräte erfordern die Betreuung durch einen Spezialisten.

Wie moderne Hörgeräte arbeiten

Alle Hörgeräte sind mit einem Mikrofon ausgestattet, welches den Schall in elektrische Signale umwandelt. Diese werden verstärkt und als hörbarer Schall an das Mittelohr weitergeleitet. Früher konnte man den Schall nur verstärken. So wurden leise Töne zwar lauter, aber laute Töne oder Töne, die man noch gut hören konnte, unter Umständen unangenehm laut. Die Technik auf dem Gebiet der Mikroelektronik und Hörgeräteakustik ist weit vorangeschritten, und so können wir heute von dem Glück der späten Geburt profitieren.

Neue Hörsysteme berücksichtigen bei der Schallverstärkung die individuelle Hörkurve. Digitale Hörgeräte können in gewissen Grenzen Nutzschall von Störschall unterscheiden und kritische Frequenzen gezielt verstärken oder unterdrücken. Auf diese Weise wird z. B. angestrebt, auch bei lauter

Umgebung das Hörvermögen zu verbessern. Viele Modelle ermöglichen zudem die Wahl zwischen verschiedenen Programmen. So gibt es etwa Programme, die speziell dem besseren Hören von Musik dienen.

Welches Hörgerät den individuellen Bedürfnissen am nächsten kommt, wie viel Technik man nutzen kann und möchte, muss in jedem einzelnen Fall abgewogen werden.

Der Fortschritt auf dem Gebiet der Hörgeräteversorgung ist so gewaltig, dass die berechtigte Hoffnung besteht, auch in Zukunft noch von weiteren Verbesserungen profitieren zu können.

Kosten

Hörgeräte gehören für die Krankenkassen seit vielen Jahren zur Gruppe der Hilfsmittel.

Unter diesen Leistungsbereich der Kostenträger fallen z. B. auch orthopädische Schuheinlagen oder Bandagen, aber auch Sehhilfen, sprich Brillen.

Schon die Zuordnung als Hilfsmittel verdeutlicht, welchen Stellenwert den Hörgeräten eingeräumt wird, welchen Stellenwert das Hörvermögen hat.

Die Krankenkassen bezahlen für das Hilfsmittel Hörgerät einen Festbetrag von 421,28 Euro für ein Hörgerät und weitere 337,02 Euro für ein weiteres Hörgerät.

Der Festbetrag für ein neues Hörgerät kann alle 5-7 Jahre in Anspruch genommen werden, bzw. immer dann, wenn sich das Hörvermögen nachweislich verschlechtert hat.

Im Festbetrag enthalten sind neben dem Preis für das Hörgerät die vollen Serviceleistungen des Hörgeräteakustikers, also auch die vielen Stunden der Anpassung, die Nach-justierung, Nachkontrollen, Reinigungen usw. Für diesen Festpreis soll das Hörgerät, ein technisches Hochleistungsgerät, welches 16-18 Stunden am Tag getragen wird, zudem 6 Jahre lang gewartet werden.

Auch ohne viel zu rechnen und ohne kauf-männisches Verständnis liegt es auf der Hand, dass die vom Gesetzgeber geforderte ausrei-chende und zweckmäßige Versorgung des von Schwerhörigkeit Betroffenen für diesen Preis häufig nicht gewährleistet ist.

Der Ablauf bei der Versorgung mit Hörgeräten

Der Hals-Nasen-Ohren-Arzt bescheinigt schriftlich die Notwendigkeit einer Versorgung mit Hörgeräten. Beim Hörgeräteakustiker werden mindestens drei unterschiedliche Hörgeräte getestet, wobei ein Hörgerät dabei sein muss, welches zum Festbetrag zu erwerben ist. Hat man sich für ein Hörgerät entschieden, so stellt der Hörgeräteakustiker den Antrag auf Kostenübernahme bei der jeweiligen Krankenkasse. Beigefügt ist der Nachweis, dass eine Versorgung mit den gewählten Hörgeräten eine ausreichende Sprachverständlichkeit ermöglicht. Ist das Hörgerät, welches preislich dem Festbetrag entspricht, für eine ausreichende und zweckmäßige Versorgung nicht geeignet und lehnt die Krankenkasse die Kostenübernahme ab, so kann der Rechtsweg gewählt werden, um eine gerichtliche Einzelfallentscheidung zu erreichen.

Vergleicht man Kosten und Nutzen, so ist eine Versorgung mit Hörgeräten im Vergleich zu anderen Maßnahmen im Gesundheitswesen eine sehr günstige Maßnahme und bliebe es auch bei höherer Kostenerstattung. Zu berücksichtigen ist, dass die Lebensqualität bereits bei Personen mit einer geringen bis mittelgradigen Hörschädigung durch ein Hörgerät deutlich verbessert werden kann.

Seit vielen Jahren kämpft der Deutsche Schwerhörigenbund (DSB) auf vielen Ebenen für eine bessere Versorgung der Schwerhörigen. Er ist auch beratend tätig, z. B. wenn die Krankenkasse eine Kostenübernahme für vermeintlich überteuerte Hörgeräte ablehnt.

Eine breite Unterstützung des Schwerhörigenbundes böte eine Chance für Hörgeschädigte, in Zukunft mehr wahrgenommen zu werden!

Grenzgängerin:
Das Leben mit Hörgeräten

Am Morgen bis nach dem Duschen sollte man mich nicht ansprechen, denn erst danach kann ich meine Hörgeräte anziehen. Meine größte Angst ist, eines Tages mit meinen Hörgeräten zu duschen, da ich ihre Anwesenheit mittlerweile manchmal fast vergesse.

Hörgeräte machen viel mit, tolerieren auch etwas Feuchtigkeit, aber kübelweise Wasser ist für sie der Supergau.

Ziehe ich mich nach dem Duschen an und stecke die Ohrpassstücke ins Ohr, bin ich bereit für die Welt. Der Schalter muss noch umgelegt werden und ich bin wieder „online".

Ich trage meine Hörgeräte immer, von morgens bis in die Nacht.

Hatte ich zu Beginn noch Hörgeräte, die in meinem Gehörgang verschwanden, so trage ich heute Hörgeräte, die hinter meinen Ohren sitzen.

Zu Beginn war es mir besonders wichtig, möglichst kleine und unauffällige Hörgeräte zu tragen. Heute ist es mir am wichtigsten, Hörgeräte mit der besten Technik und mit den meisten Möglichkeiten zu besitzen.

Wenn mich jemand liebevoll in den Arm nimmt, dann pfeifen meine Hörgeräte schon einmal. Es ist ihr Begrüßungssignal und meine (fast) ganz persönliche Note. Sie pfeifen auch, wenn ich eine Mütze auf den Kopf setze oder mit einem Stirnband meine Ohren abdecke. Es ist ihnen dann zu eng. Meine Haare allerdings tolerieren sie.

Pfeifen sie einmal nicht, wenn man sie abdeckt, so ist zu befürchten, dass die Batterien leer sind. Ohne Ersatzbatterien in der Tasche setze ich keinen Schritt vor die Tür.

Ausgerechnet bei einer Silvesterfeier habe ich einmal eine leere Batterieschachtel ausgeführt. Zum Glück war es eine lebhafte Feier, und alle mussten laut sprechen, um verstanden zu werden.

Sitzen die Ohrpassstücke nicht richtig oder verrutschen sie beim Kauen oder Lachen, so pfeift es ebenfalls.

In regelmäßigen Abständen brauche ich neue Ohrpassstücke, da sich meine Gehörgänge verändert oder sich die Ohrpassstükke verformt haben. Schon geringste Veränderungen können dazu führen, dass es beständig pfeift.

Bei einer Feier in Bayern vor einigen Jahren stellte sich in einem Hörgerät von jetzt auf gleich ein Dauerpfeifton ein. Sobald ich es anzog und anschaltete, gab es einen unangenehmen Ton von sich. Natürlich war es samstags und wir waren ortsunkundig. Ich fluchte und schimpfte. „Warum funktioniert es nicht, was ist denn jetzt schon wieder los, jetzt muss ich mich darum auch wieder kümmern, das ist sicher ein größerer Defekt, und dafür muss das Gerät bestimmt eingeschickt werden", jammerte ich. „Die Feier kann ich vergessen und jetzt hängen wir auch noch in diesem Nest", usw. usw. usw. Zu meinem Glück fand sich in dem kleinen Ort ein Hörgeräteakustiker. Nachdem ich ihm lang und breit das sicher komplexe Problem geschildert und ihm schon vorab versichert hatte, dass ich es ihm nicht übel nehme, wenn er diesen Geräteausfall nicht beheben kann, warf er einen kurzen Blick auf das Hörgerät und zeigte mir einen winzigen Riss im Schlauch zwischen Ohrpassstück und Hörgerät. Er tauschte den Schlauch aus, das Pfeifen war verschwunden und ich hatte wieder etwas lernen müssen und dürfen.

Sowohl meine Hörgeräte als auch meine Gehörgänge wollen gepflegt werden.

Mal juckt es in den Gehörgängen, mal sind sie feucht. In meiner Ungeduld habe ich mir vor einiger Zeit einen meiner Gehörgänge beim Trocknen verletzt. Abgesehen von den tagelangen Schmerzen konnte ich das Hörgerät auf dieser Seite zwei Wochen nicht anziehen.

Fällt ein Hörgerät aus, fühle ich mich heute körperlich unwohl, als ob ein Körperteil fehlen würde. Ich fühle mich unvollständig und unsicher. Die Welt ist dann so eigenartig dumpf, wie in Watte gepackt scheint sie mir, wie eine Schneelandschaft, die alle Geräusche schluckt.

Wirklich wunderbar ist die Tatsache, dass meine Hörgeräte die überwiegende Zeit ohne jedes Problem funktionieren!

Neben der objektiven Notwendigkeit, dass ich gute Hörgeräte brauche und diese optimal gewartet werden, ist die Art und Weise meines alltäglichen Umgangs mit der Schwerhörigkeit entscheidend für meine persönliche Zufriedenheit.

In den letzten Jahren habe ich mir bewusst und auch unbewusst verschiedene Hörtaktiken angeeignet, die mir das Hören erleichtern.

Gilt es sich zu mehreren Leuten an einen Tisch zu setzen, achte ich immer darauf, in der Mitte Platz zu nehmen, um möglichst viel von dem, was rechts und links von mir gesprochen wird, mitzubekommen. Sitze ich dennoch einmal an einem Tischende, konzentriere ich mich auf ein Gespräch mit meinen direkten Tischnachbarn. Diese müssen dann die meiste Zeit des Abends mit mir vorliebnehmen, wenn ich mich an den Gesprächen in großer Runde oder drei Plätze weiter nicht beteiligen kann.

Jemand sagte einmal zu mir:

„Du bist etwas Besonderes, mit dir darf man sich ganz exquisit unterhalten."

Es ist ein Kompliment, es klingt betörend gut und sehr schmeichelhaft, auch wenn hier aus der Not eine Tugend gemacht wurde. Manchmal hilft mir ein solcher Satz, wenn sich bei missglückter Kommunikation unvermittelt ein trauriges Gefühl in meine Seele bohrt.

Bei Veranstaltungen jedweder Art versuche ich, möglichst weit vorne zu sitzen.

Rennen die Leute dann auf der Bühne hin und her, schwenken wild mit dem Mikrofon herum, nuscheln oder reden mit den Bühnenwänden oder dem Fußboden, so nutze ich die Zeit, um in Ruhe nachzudenken, und zerfließe ein wenig vor Selbstmitleid.

In mittelgroßer Runde habe ich festgestellt, dass es manchmal klug ist, von Anfang an klarzustellen, dass ich ein Mensch mit einer Hörschädigung bin.

Je mehr ich mich über die Jahre mit meiner Erkrankung aussöhne, umso besser gelingt es mir, verschiedene Situationen zu erkennen und aktiv zu gestalten.

Durch die verschiedenen Strategien kann ich heute viele akustisch unglückliche Momente verringern, wobei durch die Hörgeräte diese Momente ohnehin schon so viel seltener geworden sind.

Bis heute habe ich nicht gelernt, von den Lippen abzulesen. Ich muss das ganze Gesicht meines Gegenübers betrachten können, muss jemandem, der mir etwas erzählt, in die Augen sehen können, um zu verstehen, was er mir sagen will. Vor Jahren dachte ich einmal, ich sollte das Ablesen von den Lippen unbedingt erlernen, um meine Kompetenz zu erhöhen. Ein Spezialist sagte damals zu mir: „Lassen Sie es, Sie kommen auch ohne dies gut zurecht - wenn es schlechter wäre, hätten sie unbewusst be-

reits damit begonnen, von den Lippen abzulesen."

Bin ich müde und möchte meine Ruhe haben, ziehe ich meine Hörgeräte aus und die
Welt um mich herum wird stiller. Ein wun-
derbarer Genuss, den mir meine kranken
Ohren da bieten. Meine Nächte sind ruhig!
Der Schneeräumdienst morgens um 5 Uhr,
die Glocken der nahen Kirche, die stündlich
läuten, der Nachbar, der um 6 Uhr zur Arbeit fährt: sie alle stören meine Nachtruhe
nicht. Die Tochter, die am frühen Morgen
nach Hause kommt, den Schlüssel vergessen
hat und verzweifelt an der Haustür klingelt,
stört mich allerdings auch nicht! (In diesem
Fall wird dann nur mein Mann geweckt.)
Vor einiger Zeit lag ich im Garten und
wollte ein wenig träumen, als mein Nachbar
beschloss, dass dies der genau richtige Zeitpunkt ist, seinen Rasen zu mähen. Ich stellte
meine Hörgeräte ab und hatte Ruhe. Gleichzeitig bemerkte ich erschrocken die plötzli-
che Stille. Im Alltag ist es mir gar nicht mehr
bewusst, was ich ohne die Hörgeräte alles
nicht mehr oder nur sehr leise höre.

Beim Sport in einer großen Halle ist die Aku-
stik oft eine Katastrophe. Soll ich Übungen

nachmachen, orientiere ich mich an meinen Mitsportlern und schaue ab. Des Öfteren schmunzele ich, wenn jemand die Übungen verändert, obwohl er vermeintlich alles richtig gehört hat. So bedeutet die Übung, 2 Schritte nach rechts zu machen und dabei den linken Arm auf die rechte Schulter zu legen, noch lange nicht für jeden das Gleiche. So kann man auch selbstbewusst 3 Schritte nach links gehen oder den Arm auf den Kopf legen - der Fantasie sind nie Grenzen gesetzt.

Auch Schulklassenräume sind eine akustische Katastrophe. Man muss sehr gesunde Ohren haben, um hier alles gut zu verstehen.

Im Schwimmbad ist es in der Regel unglaublich laut. Um meine Hörgeräte vor Nässe zu schützen, muss ich sie in der Umkleide zurücklassen. Schlagartig ist es entspannend ruhig. Will ich mich unterhalten, komme ich dennoch gut zurecht, da bei der hallenden Geräuschkulisse alle laut schreien müssen, um sich verständigen zu können. Wenn ich dann beim Ankleiden die Hörgeräte wieder anziehe und einschalte, rätsele ich darüber, wie die anderen den Krach nur aushalten.

Neben Krach gibt es noch andere Geräusche, die meine gut hörenden Mitmenschen mehr beschäftigen als mich. Wie oft hört mein Mann in unserem Auto ein komisches Geräusch, eines, das da mit Sicherheit nicht hingehört, vorne rechts. Ich höre nichts. Der Mann in der Werkstatt hört da auch nichts, und weil er nichts hört, ist da seiner fachmännischen Meinung nach auch nichts. Mein Mann hört das merkwürdige Geräusch noch immer.

Bei der Musik sind die Irrungen und Wirrungen ganz anders gelagert. Bei der Sprache habe ich eine Vorstellung, was richtig und was falsch ist. Aber bei der Musik? Wie klingt denn nun Beethovens Neunte für gesunde Ohren? Was höre ich da nicht oder falsch? Musiker, die an einer Hörschädigung erkranken, haben sicher auch den Klang der ihnen vertrauten Musik in ihrem Kopf gespeichert, und Beethoven war es ja sogar möglich, weiter zu komponieren.

Unbekannte Lieder mitzusingen traue ich mich nur noch ganz leise. Ich bin unsicher in Bezug auf die richtige Melodie. Selten verstehe ich den Text. Wenn ich Musiktexte zu lesen bekomme, bin ich immer wieder überrascht, was ich denn da gehört hatte. Ein ganzes Buch ist darüber geschrieben worden, was auch all die gut Hörenden ebenfalls immer an Unsinn mitsingen, und ich habe mich bei der Lektüre des Buches voller Verständnis köstlich amüsiert, wie z. B. aus der Liedzeile „Und aus den Wiesen steiget der weiße Nebel wunderbar" die Liedzeile „Und aus den Wiesen steiget der weiße Neger Wumbaba" wurde.

(Vgl. Axel Hacke & Michael Sowa, Der weiße Neger Wumbaba, siehe weiterführende Literatur).

Im Arbeitsalltag sind für mich eine ruhige Atmosphäre und ein akustisch optimaler Raum ideal. Sind diese Voraussetzungen gegeben, lässt sich für mich jedes Gespräch gut führen.

Sitze ich in einer Besprechung, kann es passieren, dass ich in einer lebhaften Diskussion den akustischen Faden verliere. Geht es um auch für mich wichtige Punkte, wende ich einen Trick an, den mir ein anderer Schwerhöriger einmal verraten hat: Sind die Informationen, die bei ihm ankommen, nicht mehr ausreichend, um sich vom Stand der Diskussion ein Bild formen zu können, macht er laut eine dumme Bemerkung. Der Redefluss ist unterbrochen, nach dem Lachen kehrt zunächst Ruhe ein, die Wortkarten werden neu gemischt, und er kann akustisch wieder einsteigen.

Wichtig ist für mich die Erkenntnis, dass das Hören als solches auch mit Hörgeräten ein aktiver Vorgang geblieben ist.

Auch mit Hörgeräten bin ich ein Mensch mit einer Hörschädigung.

Auch mit Hörgeräten bin ich eine Grenzgängerin.

Zwei isolierte Worte, die ohne Zusammenhang in den Raum geworfen werden, sind mir oft ein Rätsel. Ich muss einen Moment registrieren, dass Zuhören angesagt ist, sonst rauschen die Worte an mir vorbei. So geht es mir auch mit der Haustürklingel oder dem Klingelton bei meinem Handy. Zwischen vielen Geräuschen höre ich das Klingeln des Handys in meiner Tasche oft erst als Letzte. Dennoch macht es mir viel Freude, ebenfalls mit dem Handy telefonieren zu können. Die alten Hörgeräte brummten noch, sobald sich Handy und Hörgeräte einander näherten, jetzt ist dies aber technisch kein Problem mehr.

Morgens höre ich in letzter Zeit den Wekker nicht mehr zuverlässig. Ich schlafe unruhig, weil ich Angst habe, zu verschlafen. Aber auch da gibt eine Lösung: Ein Vibrationswecker, den man zwischen Bettgestell und Matratze klemmt, schafft jetzt Abhilfe.

Vor einigen Jahren war ich drei Wochen in einer Rehabilitationsklinik für Menschen mit einer Hörschädigung.

Lange Zeit wollte ich einfach nur die Hörgeräte benutzen und funktionieren. Ich wollte mich nicht auf meine Hörschädigung fokussieren. Ich hatte Angst, „nur" als Schwerhörige wahrgenommen zu werden.

Rückwirkend betrachtet hätte ich mich auf einen solchen Aufenthalt in einer Rehabilitationsklinik vielleicht schon viel früher einlassen sollen.

Es waren drei Wochen, in denen ich mich in entspannter Umgebung intensiv mit der Hörschädigung auseinandersetzen konnte.

Ich wurde angeregt, verschiedene Kommunikationstaktiken anzuwenden. Ich lernte neue technische Möglichkeiten kennen und konnte sie in Ruhe ausprobieren. Ich wurde intensiv fachlich betreut und kompetent beraten. Das Gewinnbringendste aber war die Auseinandersetzung mit Gleichbetroffenen.

Ich **erlebte**, dass der Grad der Hörschädigung weniger entscheidend als die Art des Umgangs mit der Erkrankung ist.

Ich **erlebte** die Erkenntnis, dass erst die bewusste Annahme der Krankheit Schwerhörigkeit einem ermöglicht, wirklich gut zu hören.

Ich höre heute nicht mehr als vor Jahren, aber ich verstehe wesentlich mehr. Dieses Mehr an Verstehen verschafft mir eine größere Gelassenheit. Diese größere Gelassenheit lässt mich akustisch schwierige Situationen ruhiger angehen. Durch die größere Ruhe verstehe ich mehr.

Diese Treppe nach oben: jahrelang bin ich sie rückwärtsgegangen, ohne eine Möglichkeit zur Wende nutzen zu können, ohne mich im dunkler werdenden Raum umdrehen zu können.

Heute kann ich mich mithilfe meiner Hörgeräte auf jede Hörsituation einlassen.

Auch mit Hörgeräten höre ich immer noch nicht die Flöhe husten, lasse mir aber gerne von dem ein oder anderen einen Floh ins Ohr setzen.

Die Möglichkeiten zur Verständigung und erst recht zur Verständigung in einer akustisch ungünstigen Umgebung sind auf jeden Fall chancenreicher als die Verständigung ohne die Hilfe der Hörgeräte.

Dies ist nicht zuletzt auf mein Glück der späten Geburt zurückzuführen. Die Technik der Hörgeräte hat gerade in den letzten 10 Jahren einen Quantensprung vollzogen, und ich habe die große Chance, hiervon profitieren zu können. Zudem will, wie bereits erwähnt, das Hören mit Hörgeräten gelernt werden. Dies ist ein monatelanger, wenn nicht sogar jahrelanger Prozess, da die Hörsituationen ja unendlich vielfältig sind. Dies heißt im Umkehrschluss auch, dass man sein eingeschränktes Hörvermögen immer noch weiter verbessern kann.

Unvorstellbar, ich hätte zu Beethovens Zeiten gelebt. Wie einsam und missverstanden muss er sich gefühlt haben.

Technische Zusatzgeräte

In größeren Gesprächsrunden können technische Hilfen günstig sein.

Es gibt heute Funkmikrofonanlagen, die den Schall über ein Mikrofon direkt in ein Zusatzmodul am Hörgerät senden. Die Funkmikrofonanlage steht auf dem Gesprächstisch oder wird am Hemd des Redners befestigt. Störgeräusche werden so ausgeblendet. Ein solches Gerät lässt sich auch in einer Kneipe, in der es voll und laut ist, für ein Gespräch unter vier Augen nutzen. Die Funkmikrofonanlage kann man auch an den Fernsehapparat anschließen. Bei Zusatzgeräten stellt sich natürlich immer die Kosten-Nutzen-Frage.

Besteht der konkrete Bedarf, so ermöglichen diese Anlagen sowie eine Reihe weiterer technischer Hilfen einen ergänzenden Schritt in Richtung gelungener Kommunikation.

Rehabilitation erwachsener Menschen mit Hörschädigung

Es gibt in Deutschland einige wenige Rehabilitationskliniken, die sich auf Menschen mit einer Hörschädigung spezialisiert haben. Gerade die Vielschichtigkeit der Schwerhörigkeit und die Angst vor Stigmatisierung verhindert im Alltag häufig eine konstruktive Auseinandersetzung.

Ziele der Rehabilitation hörgeschädigter Erwachsener sind u. a.:
· Medizinische Diagnostik und Therapie
· Fachgerechte Beratung
· Aussöhnung mit der eigenen Hörschädigung, falls jene problematisch sein sollte
· Erlernen von Hör- und Kommunikationstaktiken
· Kennenlernen von kommunikationsunterstützenden Techniken

119

- Umsetzen eines auf die Hörschädigung abgestimmten Sozialverhaltens
- Beachten von Ruhe- und Erholungsphasen
- Beachten von körperlich gegebenen Leistungsgrenzen

In einem Boot: Das Leben mit den nächsten Angehörigen

Mein damals 13-jähriger Sohn sagte einmal etwas zu mir, und dies mit einer Ehrlichkeit und Offenheit, zu der wohl nur Kinder fähig sind:

„Mama, ich schäme mich vor meinen Freunden, weil du so schlecht hörst - (Pause) -, und ich schäme mich, weil ich mich schäme, weil du doch nichts dafürkannst."

Dieser Satz hat mich sehr berührt, zeigte er doch, in welcher Zwickmühle mein Sohn steckte und möglicherweise meine ganze Familie immer wieder steckt.

Ich kann nichts für meine Schwerhörigkeit, er kann nichts für seine „taube" Mutter, und doch kämpfen wir beide mit unseren Schamgefühlen.

Neben den eigenen Schamgefühlen bie-

121

tet die Schwerhörigkeit der Mutter natürlich auch Vorteile.

Als die Kinder noch klein waren, hatten sie schnell begriffen, dass sie zu mir kommen müssen, wenn sie etwas möchten.

In der Pubertät spielten sie dann eine Zeit lang folgendes Spiel mit mir:

„Mama, natürlich habe ich dir gesagt, wann ich nach Hause komme, du hast es nur nicht gehört." „Klar habe ich dir erzählt, mit wem ich mich treffe und wo ich bin."

Sie wussten doch als kleine Kinder, wie sie mit mir reden müssen, damit ich etwas sicher höre - und jetzt kommt es plötzlich zu Missverständnissen?

Vielleicht hatten sie es mir aber auch tatsächlich mitgeteilt, zwischen Tür und Angel, und ich war unkonzentriert. Vielleicht habe ich im entscheidenden Moment nicht richtig hingehört und aus dem großen Zusammenhang heraus gedacht, ich hätte alles klar erraten.

Es ist nicht immer lustig, mit mir zusammenzuleben, mit mir, die schlecht hört, Tag und Nacht, 24 Stunden, jahrelang.

Meine ganz normale Familie hat keine Lust, ständig Rücksicht zu nehmen.

Die Familienmitglieder sind nicht ausgestattet mit unendlicher göttlicher Geduld, um meine Hörschädigung zu kompensieren, auch wenn sie mich lieben. Sie sind nicht dazu bereit, da sie den Eindruck haben, dass ich meinen mir möglichen Teil zu einer gelungenen Kommunikation gelegentlich auch nicht beitrage.

Hin und wieder wird mein Mann sauer, weil ich ihm von weit weg etwas zurufe, was er nicht hören kann. Meine Kinder meckern, wenn ich beim Reden mit den Händen an meinen Lippen spiele, wenn ich leise oder auch undeutlich rede.

Rücksichtslos finden sie das. Wieso gebe ich ihnen keine vernünftige Chance, mich zu verstehen?

Es müsste mir doch klar sein, dass sie mich auf diese Distanz nicht verstehen können, dass ich so leise redend nicht verständlich bin. Auch ich müsste doch wissen, dass für sie eine klare Artikulation ebenfalls angenehm ist. „Meine" idiotische Form der Kommunikation hat schon zu dicken Krächen geführt. Sie bemühen sich ständig, klar und deutlich mit mir zu reden, und ich, ich murmele Unverständliches vor mich hin.

Ich bin mindestens so verletzt wie sie, schließlich habe ich doch gedacht, sie könnten mich hören. Vielleicht glaube ich ja unbewusst, dass sie alle das Gras wachsen hören können. Auf welche Distanz können sie mich denn hören, andere flüstern und nuscheln doch auch und werden verstanden? Was weiß ich denn, was sie hören können!

Trotze ich manchmal einfach, zanke ich? Will ich ab und zu erleben, wie auch sie nicht alles hören?

Ist Rache süß?

Wenn ich glaube, der Inhalt des Gesagten sei stimmig, frage ich nicht nach. Nicht jedes Mal reagiere ich auf jede Kommunikation, habe sie aber dennoch gehört. Meine Familie aber ist verunsichert. Habe ich es nun gehört oder nicht? Warum sage ich nichts? Ich dachte, es wäre nicht nötig, dachte, es wäre doch alles klar. Sie wiederholen das Gesagte, da sie ja wissen, dass es sein könnte, dass ich es nicht gehört habe. Ich bin beleidigt, da ich doch alles schon beim ersten Mal verstanden hatte.

Gemeinsam fehlt uns ein nonverbales, unumstößliches Zeichen, das signalisiert, dass meine Information korrekt angekommen ist.

An schlechten Tagen können wir es schaffen, nach zwei, drei banalen Sätzen eine fundamentale Diskussion über „anständiges" Miteinanderkommunizieren loszutreten.

An guten Tagen gibt es jede Menge zu lachen:

„Weißt du noch, wie wir einmal das Hörgerät im Bett gesucht haben und es dann in der zum Glück trockenen Windel unseres Sohnes wiedergefunden haben, der neben uns lag?"

„Oder kannst du dich erinnern, wie einmal im Theater während der Aufführung fast die ganze Sitzreihe auf dem Boden nach einer Batterie gesucht hat, die dir beim Wechseln im Dunkeln aus der Hand gefallen ist?"

Abends, bevor ich einschlafen will, frage ich meinen Mann, ob er mir noch etwas erzählen möchte. Wenn nicht, ziehe ich die Hörgeräte aus und begebe mich in die Welt der gedämpften Geräusche. Fällt meinem Mann doch noch etwas Wichtiges ein, so muss er es mir direkt in eines meiner Ohren „flüstern", was auch nicht schlecht ist!

Aber morgen, geliebte Familie, morgen, da bin ich wieder online.

Ich frage mich manchmal:
Was wäre aus Beethoven geworden,
hätte es schon Hörgeräte gegeben?

(Sir Peter Ustinov, 1921 – 2004)

Ich bin schwerhörig – und das ist auch gut so!

Die heutigen Hörgeräte ermöglichen mir ein wunderbares Leben!

Ich lasse nichts von dem aus, was auch früher mein Leben reich gemacht hat.

Der Weg der Trauer ist abgeschlossen. Ich habe meinen Frieden gefunden mit meinen schwerhörigen Ohren. Ich bin dem Chaos entronnen und konnte mein Leben neu gestalten. Wäre mir das Schicksal der Schwerhörigkeit erspart geblieben, so wären mir auch viele wertvolle Erkenntnisse über das Leben und über mich verschlossen geblieben. Ich habe erfahren müssen und dürfen, was es heißt, wenn plötzlich einfach eine Erkrankung da ist, deren Ursache man nicht hinreichend kennt und für die es keine Heilung gibt. Ich weiß, wie es sich anfühlt, mit einer Schädigung zu leben, aber ich durfte auch erfahren, wie es sich anfühlt, aus einem Abgrund aufzusteigen und die Hilfen, die es gibt, anzunehmen.

All dies ermöglicht mir heute, schwierige Hörsituationen gelassener zu ertragen. Ich versuche im Vorfeld, die Bedingungen zu optimieren. Wenn ich das Gefühl habe, es sei angebracht und sinnvoll, spreche ich meine Schwerhörigkeit an. Komme ich dann immer noch nicht zurecht, denke ich an Beethoven und erfreue mich an dem Glück der späten Geburt. Die meisten Hörsituationen lassen sich gut bewältigen. Meine Hörgeräte sind ein Teil von mir geworden, ich habe gelernt, sie zu lieben, ohne sie fühle ich mich heute unwohl. Ich hoffe, dass der technische Fortschritt schneller ist als das Absterben meiner Haar-/Sinneszellen im Innenohr.

Der Grad der Schwerhörigkeit ist bei jedem sehr unterschiedlich ausgeprägt, und dementsprechend sind die individuellen optimalen Lösungen ebenfalls sehr verschieden. Menschen mit einer noch gering ausgeprägten Schwerhörigkeit sollten und könnten häufig von einer Versorgung mit

Hörgeräten profitieren, sofern sie diese Chance ergreifen.

Dumme Vorurteile und das vermeintliche Wissen Ahnungsloser sollte niemanden hindern, schlauer zu sein als die anderen und die Möglichkeiten unserer Zeit für seine Zwecke zu nutzen.

Für mich sind die heutigen Möglichkeiten auf dem Gebiet der Hörgerätetechnik ein Segen, da die Welt der Hörenden meine ursprüngliche Welt ist.

Heute weiß ich, dass ich dennoch eine Grenzgängerin bin.

Das Leben ist schön trotz oder auch gerade wegen der Schwerhörigkeit, die mich so unendlich viel lernen ließ.

Niemand ist perfekt - an einem scheinbaren Makel kann man wachsen, auch wenn die Aussöhnung manchmal viele Jahre in Anspruch nimmt.

„Verständigung" ist häufig möglich.

Ein umfassendes und tiefes „Verstehen" des anderen ist und bleibt für jeden von uns eine Herausforderung.

Nachwort von Dr. Roland Zeh

„Niemand gibt gerne zu, dass er etwas nicht richtig verstanden hat." Dieser Satz aus einem Kommunikationstrainings-Seminar für Manager und Führungskräfte ist mir noch in guter Erinnerung. „Denn", so begründete der Seminarleiter, „wer will schon vor den anderen dumm dastehen?" Deshalb kann man sich den Satz „Haben sie alles verstanden?" auch sparen. Da wird sich niemand melden.

Dabei ging es bei diesem Seminar gar nicht um das Thema Schwerhörigkeit, sondern um effiziente Personalführung. Aber egal ob man etwas inhaltlich nicht verstanden hat oder ob man es schlicht nicht gehört hat: Etwas nicht verstehen bedeutet, vor den anderen „dumm dazustehen".

Schwerhörige sehen sich somit ständig der Gefahr ausgesetzt, „für dumm gehalten zu werden", und vermeiden demzufolge Situationen, wo das auffallen könnte. Sie verleugnen deshalb ihre Hörprobleme nicht nur vor ihren Mitmenschen, sondern auch vor sich selbst. Damit blockieren sie für sich aber auch wirksame Hilfen wie technische Hörsysteme oder ein optimiertes Kommunikationsverhalten, Hörtaktik genannt.

Das vorliegende Buch von Frau Dr. Ulla Schultens-Kaltheuner dokumentiert eindrucksvoll, wie schwer sich die Betroffenen tun, zu ihrer Hörbehinderung zu stehen, die Schwerhörigkeit in ihr Selbstbild zu integrieren. Dass dies kein Einzelfall ist, zeigen die Erfahrungen aus unserer Rehabilitationsklinik für Patienten mit Hörstörungen und Tinnitus: Nicht nur das Nicht-Verstehen macht den Betroffenen zu schaffen, sondern auch das Nicht-Verstanden-Werden. Sie leiden unter dem Gefühl der Stigmatisierung und darunter, dass gut hörende Mitmenschen es kaum nachvollziehen können, was es bedeutet, schlecht zu hören.

Da es aber keine medizinischen Therapiemöglichkeiten zur Behandlung der Schwerhörigkeit gibt, ist die möglichst optimale Versorgung mit Hörsystemen der einzige Weg, nicht „völlig aus dem Leben herauszufallen",

wie es einmal eine meiner Patientinnen tref-
fend formulierte. Zum Tragen von Hörsystemen muss man aber auch innerlich bereit
und motiviert sein, sonst wird man tausend
Gründe finden, warum es mit den Geräten
nicht klappt. Innerlich bereit sein bedeutet, die Schwerhörigkeit und damit auch die
Tatsache zu akzeptieren, dass etwas verloren gegangen ist, was normalerweise eine
Selbstverständlichkeit ist: Das Hören und
Verstehen. Und mit dem Hören geht noch
vieles mehr verloren: Spontaneität und Lok-
kerheit, Selbstbewusstsein, soziale Kontakte,
vielleicht auch die berufliche Existenz. Viel
Trauerarbeit ist notwendig, um diese Verlu-
ste zu verarbeiten, und es ist gut, auf diesem
Weg nicht alleine zu sein.

Eine meiner wichtigsten Aussagen bei der
Arbeit mit schwerhörigen Patienten ist, dass
die emotionale Bewältigung der Schwerhörigkeit wesentlich leichter gelingt im Kontakt
zu anderen Betroffenen. Ein guter Einstieg
dazu können Seminare oder Rehabilitationsmaßnahmen in speziell hierfür eingerichte-
ten Kliniken sein.

Ansonsten kommt es letztlich dazu, dass
sich die Vorurteile über die Schwerhörigen letztlich doch bestätigen: dass nämlich

Schwerhörigkeit dumm macht. Hier ist zu berücksichtigen, dass durch eine unversorgte Schwerhörigkeit bei älteren Menschen die Gefahr einer demenziellen Entwicklung stark ansteigt, wie wissenschaftliche Studien gezeigt haben.

Schwerhörigkeit ist jedoch nicht nur ein Problem der älteren Generation. Auch bei jüngeren Menschen hat die Schwerhörigkeit großen Einfluss auf die kognitive Leistungsfähigkeit. Das ständig angestrengte Zuhören nenne ich Hörstress. Durch die hohe Konzentration, die beim Zuhören aufgewendet werden muss, sind Menschen mit Hörproblemen ständig angespannt und schnell erschöpft, haben Konzentrationsprobleme und Schwierigkeiten, sich zu entspannen. Dazu kommt oft ein sozialer Rückzug, das Vermeiden von Geselligkeiten, oft kommt es zu depressiven Symptomen.

Das Wichtigste ist, dass man diese Zusammenhänge erkennt und sich nicht ständig selbst etwas vormacht, dass ja „alles noch nicht so schlimm ist" und dass man „eigentlich noch ganz gut hört". Wie schwer es oft ist, sich seine Schwerhörigkeit einzugestehen, wird im vorliegenden Buch von Frau Dr. Schultens-Kaltheuner mit bewundernswerter Offenheit beschrieben. Der Autorin gebührt Dank, dass sie die Erfahrungen mit ihrer eigenen Schwerhörigkeit zusammengefasst und der Öffentlichkeit zugänglich gemacht hat.

Das Buch soll nicht nur den Schwerhörigen selbst Mut machen, sich mit der Thematik auseinanderzusetzen, sondern es soll sich vor allem auch an Angehörige und an die Fachleute aus verschiedenen Berufsfeldern wenden, die meist ebenfalls nicht wissen, wie sich Schwerhörige in ihrem Inneren fühlen und welche seelischen Nöte sie oft durchmachen. Viele Schwerhörige leiden nämlich vor allem daran, dass ihr Umfeld kein Verständnis für ihre Situation aufbringt und dass auch Fachleute wie HNO-Ärzte oder Akustiker wenig über die psychischen und emotionalen Folgen einer Schwerhörigkeit wissen.

Bad Nauheim, September 2008

Dr. Roland Zeh

Dr. Roland Zeh, Jahrgang 1960, ist selbst seit seinem siebten Lebensjahr nach einer Hirnhautentzündung ertaubt, seit 1998 ist er Cochlea-Implantat-Träger (seit 2002 beidseitig).

Er ist Facharzt für Physikalische und Rehabilitative Medizin und Chefarzt der Abteilung für Hörstörungen, Tinnitus und Schwindel in der Kaiserberg-Klinik in Bad Nauheim.

In dieser Klinik werden stationäre Rehabilitationsmaßnahmen für schwerhörige und ertaubte Patienten sowie für Cochlea-Implantat-Träger und Patienten mit Tinnitus und Schwindel durchgeführt.

Dr. Zeh ist seit Jahren auch in verschiedenen Vereinen und Selbsthilfegruppen engagiert und Leiter von zahlreichen Projekten und Seminaren rund um das Thema Hörschädigung und Tinnitus. Er ist außerdem verantwortlich für die Audiotherapie-Weiterbildung im Deutschen Schwerhörigenbund und hat einen Lehrauftrag bzgl. der Rehabilitation erwachsener Hörgeschädigter an der Pädagogischen Hochschule Heidelberg.

Weiterführende Literatur zum Thema Schwerhörigkeit

Beethoven
Heiligenstädter Testament

Wien-München: Verlag Doblinger 1992
ISBN 3-900 035-12-1

Elisabeth Gänger
Soundcheck (Roman)

München: Deutscher Taschenbuch Verlag 2004
ISBN 3-423-70872-7

Gerhard Hesse und Helmut Schaaf (Hg.)
Schwerhörigkeit und Tinnitus

2. Auflage
München-Wien: Profil 2005
ISBN 3-89019-596-2

Prof. Dr. Jürgen Kießling
Endlich wieder besser hören

Stuttgart: TRIAS Verlag 2002
ISBN 3-8304-3017-5

Gerhard M.Wissler
Wenn die Ohren müde werden

München: Kösel Verlag, 2008
ISBN 978-3-466-34513-7

Wieder besser hören
Berlin: Stiftung Warentest 2005
ISBN 3-937880-14-3

Kurzweilige Literatur rund ums Ohr

Axel Hacke, Michael Sowa
Der weisse Neger Wumbaba

München: Kunstmann Verlag 2004
ISBN 3-88897-367-8

Michael Köhler
Das Ohrenbuch

Frankfurt am Main: Eichborn GmbH & Co Verlag
KG 1996
ISBN 3-8218-3418-8

Rehabilitationskliniken in Deutschland mit Fachabteilungen für Hörstörungen, Tinnitus und Schwindel

Baumrainklinik
Lerchenweg 8
57319 Bad Berleburg

Telefon: 02751 87-0
Fax: 02751 87-248
http://www.baumrainklinik.de

Bosenberg Kliniken
Am Bosenberg
66606 St. Wendel

Telefon: 06851 14-0
Fax: 06851 14-100
http://www.bosenberg-kliniken.de

Helios Klinik am Stiftsberg
Sebastian-Kneipp-Allee 3/4
87730 Bad Grönenbach

Telefon: 08334 981-50 0
Fax: 08334 981-59 9
http://www.helios-kliniken.de

Kaiserberg-Klinik
Am Kaiserberg 8-10
61231 Bad Nauheim

Telefon: 06032 703-0
Fax: 06032 703-775
http://www.pitzer-kliniken.de

Wo man ebenso Hilfe finden kann

Reha-Zentrum für Hörgeschädigte
Paradeplatz 3
24768 Rendsburg

Telefon: 0433 5897-0
Fax: 0433 5897-45
http://www.hoergeschaedigt.de

Wo man sich weiter informieren kann

Deutscher Schwerhörigen Bund e. V.
Bundesverband der Schwerhörigen und Ertaubten
Breite Straße 23
13187 Berlin

Telefon: 030 54 11 14
Fax: 030 47 54 11 16
www.schwerhoerigen-netz.de

Forum besser hören
Große Elbstraße 145 f
22767 Hamburg

www.forumbesserhoeren.de

Danke

Dieses Buch wäre nie druckreif geworden, wenn nicht so viele Menschen immer wieder mitgelesen, nachgefragt und mich auf vielfältigste Weise unterstützt hätten.

Danke: *Matthias, Frederike und Lars.*

Danke: *meinen Eltern.*

Danke: *Ute, Angelika, Ulrike, Heike, Ute, Annette, Iris, Jane, Andrea, Gaby, Lutz, Hans, Christoph, Maria, Hans, Margarethe und ...*

Danke: *meiner Hörgeräteakustikerin und Schwägerin Anne Coßmann und vielen anderen, die mich gut beraten haben.*

Danke: *den fachärztlichen Kollegen Herrn Dr. Denhoven und Herrn Dr. Zeh.*

Danke: *Frau Rechtsanwältin Pfeiffer.*

Danke: *Nina Ahaus.*